STのための音声障害診療マニュアル

監修 廣瀬 肇　著 城本 修　小池三奈子
　　　　　　　　遠藤裕子　生井友紀子

インテルナ出版

監修・著者

廣瀬　肇 ひろせ はじめ　　　　　　　　　〔監修，および入門編 第1章〕
東京大学名誉教授

城本　修 しろもと おさむ　　　　　　　　〔実践編 第1章，第3章～6章〕
ピッツバーグ大学 客員教授　（言語聴覚士・医学博士）

小池三奈子 こいけ みなこ　　　　　　　　〔入門編 第3章，実践編 第7章〕
北里大学医療衛生学部 講師　（言語聴覚士・医学博士）

遠藤　裕子 えんどう ゆうこ（旧姓：藤田）　〔実践編 第2章〕
医療法人徳洲会 大和徳洲会病院 リハビリテーション室　（言語聴覚士）

生井友紀子 いくい ゆきこ　　　　　　　　〔入門編 第2章〕
横浜市立大学附属病院 耳鼻咽喉科　（言語聴覚士）

〈表紙について〉
　表紙の楽譜はW.A. モーツァルト作曲，オペラ「コジ・ファン・トゥッテ（女はみなこうしたもの）」の序曲より．
　冒頭のオーボエの独奏をクラリネット，ファゴットが支える．オーボエ，クラリネット，ファゴットはリードを振動させて音を出す木管楽器である（p.4 参照）．
　Overture to the Comic Opera "Cosi fan tutte" by Wolfgang Amadeus Mozart. K.588

序　文

　本書は，音声障害の臨床にたずさわっているST，あるいはこれから音声障害に取り組んでいこうと考えているSTのために役立つことをめざして作られたものである．もちろんSTは通称で，言語聴覚士のための，とすべきであるが，あえて親しみをこめて，このようなネーミングとした．

　臨床の現場で音声障害に取り組んでいるSTの数は決して多くない．しかし音声障害患者の数はかなり多く，医学的治療だけでは解決しない病態も少なくないのが実情であり，そこにこそSTの出番がある．

　音声障害の症例に対し，いわゆる音声治療，音声訓練が施行されることはあるが，その方法について系統的かつ具体的に記載した教科書は，これまでわが国で刊行されていない．そこでわれわれは，広い視野に立って，現在国内外で施行されている各種の方法をとりあげ，具体的に解説することをめざした．この部分はほとんどすべて城本博士が担当し，博士の豊富な経験が読者に共有されることを願ったものである．また，他の分担者はそうした具体的な記述に先立って，その前提となるような基本的な事柄を記述することを担当した．

　本書に記述されている音声治療，音声訓練の方式に異論をもたれる方もあると思われる．こうした訓練を主体とした治療方式は，最近医学領域において重視される治療的エビデンスを立証しにくい領域のものであり，その妥当性さらには有効性を論じることがむずかしいという宿命を負っている．しかし，適応について十分に考慮して訓練を施行し，限られた範囲であっても臨床記録を積み重ねていくことが，これらの方式をさらに発展させていくために不可欠であるとも考えられる．また，その場合，訓練を受ける側の主観的評価，満足度なども参考にしていくべきであろう．このような過程をへて，音声障害の診療がさらに豊かなものになっていくことを切望するとともに，今後に向けて読者からのフィードバックに期待している．

2008年初夏

廣　瀬　　肇

STのための音声障害診療マニュアル　目次

入門編

第1章　音声と音声障害　　　　　廣瀬　肇

1. ことばと音声 …………………………………………………………… 2
2. 正常な声がつくられるための条件 …………………………………… 6
3. 音声障害とは …………………………………………………………… 8
4. 原因疾患の内訳 ………………………………………………………… 10
5. 音声障害はどうして起こるのか ……………………………………… 11

第2章　検　査　―情報の収集―　　　　　生井友紀子

1. 話をきく（問診と面接） ……………………………………………… 14
2. 声をきく（聴覚的印象評価・声の録音） …………………………… 18
3. 喉頭をみる（喉頭所見） ……………………………………………… 22
4. 声の高さと強さの検査 ………………………………………………… 24
5. 空気力学的検査 ………………………………………………………… 26
6. 音響分析 ………………………………………………………………… 30

第3章　音声治療を始めるにあたって　　　　　小池三奈子

1. 適応のある患者とは …………………………………………………… 34
2. 訓練法の選択 …………………………………………………………… 36
3. 適切な治療目標の設定 ………………………………………………… 37
4. 治療期間，日常生活への般化 ………………………………………… 39
5. 訓練・治療を成功に導くポイント …………………………………… 41

実践編

第1章　音声治療の一般的原則　　　　　城本　修

1. 音声治療の概要 ………………………………………………………… 44
2. 音声治療の流れ（1）～（4） ………………………………………… 45
3. 音声治療の流れ（5）～（6） ………………………………………… 47

第2章　間接訓練（声の衛生指導）　　　　　遠藤　裕子

1. 声の衛生指導の基本 …………………………………………………… 54
2. 声の衛生指導のすすめかた …………………………………………… 56
3. 声の衛生指導の具体的内容と指導方針 ……………………………… 58

第3章　症状対処的音声治療　　　　　　　　　　　　　　　　　　　　　城本　修

1. 症状対処的音声治療とは………………………………………………………………… 64
2. 発声時の緊張を変える訓練
   - （1）発声時の緊張とは ……………………………………………………………… 65
   - （2）声帯の緊張を緩める …………………………………………………………… 68
     - ① 自動反射的な運動を利用する方法…68　② 喉頭の位置を矯正する方法 …80
     - ③ 声道の形態を変える方法……………85　④ その他の方法 ………………90
   - （3）声帯の緊張を高める ……………………………………………………………… 92
     - ① 自動反射的な運動を利用する方法…92　② 声帯の位置を矯正する方法 …101
3. 声の高さを変える訓練
   - （1）声の高さを変えるとは ………………………………………………………… 107
   - （2）声を低くする …………………………………………………………………… 109
   - （3）声を高くする …………………………………………………………………… 114
4. 声の強さを変える訓練
   - （1）声の強さを変えるとは ………………………………………………………… 117
   - （2）声を強くする …………………………………………………………………… 118

第4章　包括的音声治療　　　　　　　　　　　　　　　　　　　　　　　　城本　修

1. 包括的音声治療とは…………………………………………………………………… 124
2. 発声機能拡張訓練（Vocal Function Exercise）…………………………………… 125
3. Lessac-Madsen 共鳴強調訓練（Lessac-Madsen Resonant Voice Therapy）……… 130
4. アクセント法（Accent Method）……………………………………………………… 137

第5章　心因性発声障害の音声治療　　　　　　　　　　　　　　　　　　　城本　修

1. 心因性発声障害とは…………………………………………………………………… 150
2. 音声治療の実際………………………………………………………………………… 152

第6章　運動障害性構音障害（dysarthria：ディサースリア）の音声治療　城本　修

1. 運動障害性構音障害（dysarthria：ディサースリア）の音声治療の効果 ……… 156
2. 発声の観点からの運動障害性構音障害（dysarthria：ディサースリア）の分類 … 157
3. 声門閉鎖に関する訓練の原理と実際………………………………………………… 158
4. 声帯振動の安定性に対する訓練の原理と実際……………………………………… 159
5. LSVT（Lee Silverman Voice Treatment）………………………………………… 160

第7章　無喉頭音声の訓練　　　　　　　　　　　　　　　　　　　　　小池三奈子

1. 無喉頭音声の訓練……………………………………………………………………… 168
2. 初回面接・音声の選択………………………………………………………………… 170
3. 訓　練…………………………………………………………………………………… 172

文　献	176
本書に出てくる略語（例）	182
索　引	183

サイドメモ

木管楽器のリードについて	4
上方からみた正常喉頭像	7
声の高さと強さはどのようにして決まるか	7
代表的な病態について	12
最長呼気持続時間（maximum expiration time）の測定	26
無料でダウンロードできる音響分析ソフト	30
音名と周波数（Hz）の対応	32
ウエブサイト	32
患者側の環境	35
医師との連携	35
各種の治療の組み合わせによる音声訓練の実施時期	39
訓練の意思確認	46
包括的音声治療と症状対処的音声治療	46
包括的音声治療への移行	48
耳鼻咽喉科医との連携	52
はば広い情報収集が必要	57
confidential voice	60
過緊張性発声	61
訓練を始める前に	67
ボーカルフライ	99
半嚥下 Boom 法について	99
一色の喉頭マニュアルテストとは	104
声の強さの測定について	117
声道の形態変化と声の強さの関係	117
呼吸運動のモニターについて	120
いわゆる腹式呼吸について	122
包括的音声治療の治療効果の評価	124
音声や単語の選択基準	135
初回セッションの重要性	154
チームアプローチの大切さ	154
自分との対峙	154
電気喉頭のピッチコントロール	173

Coffee Break

男の声，女の声	7
患者による声の自己採点	15
声の高さと年齢と性	17
聴覚的印象評価・耳を育てる	21
Belt, Twang, Call, Y-Buzz	91
「包括的」訓練とは	148
運動障害性構音障害という呼称について	166

入門編

第1章

音声と音声障害

CONTENTS

1. ことばと音声 …………………………………………… 2
2. 正常な声がつくられるための条件 …………………… 6
3. 音声障害とは …………………………………………… 8
4. 原因疾患の内訳 ………………………………………… 10
5. 音声障害はどうして起こるのか ……………………… 11

この章のPoint

- 声は喉頭の内部の声帯のところでつくられる音で,声をきいただけで,その人の年齢や性別,感情などを推定することができる.
- 声帯は管楽器のようにはたらいて声をつくり,それが口や鼻を経て外界に拡がっていく.
- 声は高さ,強さ,音色など,音としての性質をもち,これらの性質に異常があると音声障害としてとらえられる.

1 ことばと音声

- 人間はことば（話しことば：speech）を用いてコミュニケーションをはかることができる．
- 話しことばは，声帯より上の共鳴腔（声道）でつくられる音で，文字に対応した意味をもった音である．
- これに対し，音声（こえ：voice）は，喉頭の内部の声帯のレベルでつくられる音であり，声をきけば，その人の性別や年齢，あるいは感情などが，ある程度推定できる．

声はどのようにしてつくられるか（発声のメカニズム）

- 肺からの呼気が，正中で閉じた左右の声帯の間を通り抜けていくとき，声帯振動が起こって声がつくられる．
- ここで大事なのは，声帯は弦楽器ではなく管楽器だ，ということである（図1）．
- 音が伝わるのは，音叉を例にとると，音叉を弾いて振動させたとき，周りの空気の粒子の分布に濃淡（密な部分と疎な部分といってもよい）ができて，これが音として拡がっていくためである（図2）．このような振動の拡がり方は疎密波（縦波）と呼ばれ，"音は疎密波である" ということができる．
- 弦楽器では，弦を弾くと弦が震え，音叉の場合と同じように，弦が音源となってその振動が直接周りに拡がっていく．
- ところが声帯の場合には，声帯そのものが弦として震えて音源となるのではない．正中部で近接した左右の声帯の間（声門）を呼気がすり抜けていくとき，内方へ声帯縁を引き込むような力（ベルヌーイ効果）が働いて声帯が閉じるが，次の瞬間，呼気の圧力で閉じた声帯が押し開けられる（図3）．これが繰り返すのが声帯の振動で，速い速度で開閉運動が起こっているといってもよい．
- このときの呼気の流れをみると，空気の粒子が流れ出たり止まったりすることになり，この部分で粒子の濃淡ができて疎密波，すなわち声という音が生じる（図4）．つまり，ここでは木管楽器のリード（振動体：サイドメモ）と同じ現象が起こっている．
- 別の言い方をすると，肺からの呼気の流れがもっている運動エネルギーが，声帯のところで声という音エネルギーに変換されていることになる．
- 声帯が振動するとき，左右の声帯の間（声門）の部分をよく観察すると，単純な開閉運動が起こっているのではなく，図3からもある程度わかるように，声帯の縁の部分は，開いている間も閉じている間も少しずつ変形しながら声門を開閉している．

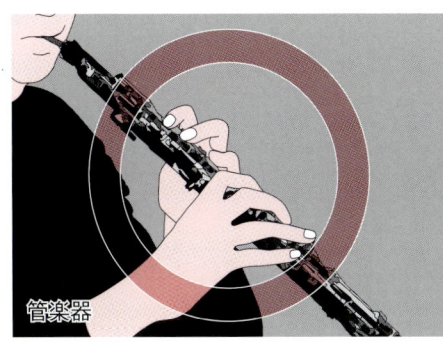
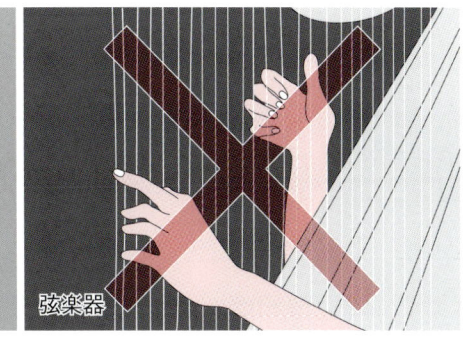

図1 声帯の振動は管楽器

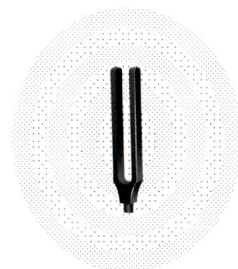

図2 音叉を震わすと周りに疎密波が拡がる

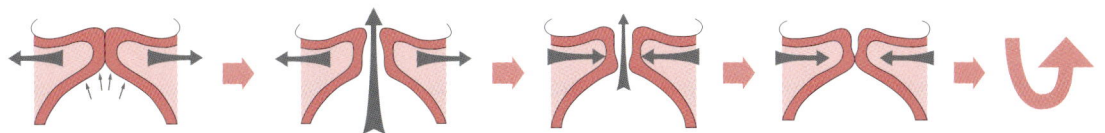

声帯は下方からの呼気圧で → 押し開けられ呼気が流出するが → 内方へ引き込む力と弾力で → 再び閉じる → これが繰り返される

図3 声帯の振動は高速の開閉運動

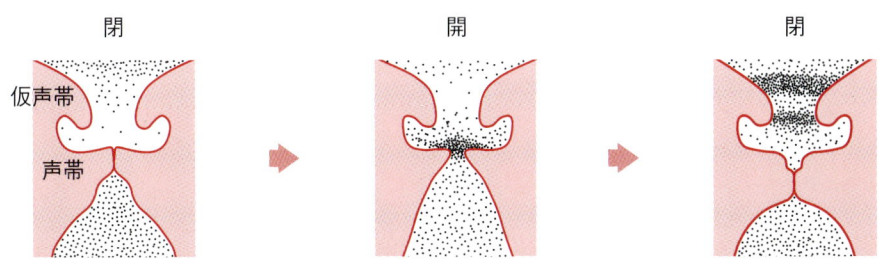

図4 声の生成
　声帯の開閉で上方の空気の粒の濃淡ができる．これが疎密波，すなわち音の生成の原理である

第1章　音声と音声障害　　3

- 声帯は硬い筋肉（声帯筋：声帯のボディーと呼ばれる）をやわらかい粘膜（声帯粘膜：声帯のカバーと呼ばれる）が覆っている．狭い声門を呼気が通っていくとき，このカバーの部分が呼気の流れで吹き上げられてボディーの上をずれ動き，ちょうど波頭が動いていくようにみえる（図5）．これが粘膜波動である．
- 声帯のところでつくられる音（原音）の性質は，このような振動（声門の開閉）パタンによって決まる（図6）．
- この原音は声帯より上方の共鳴腔の影響を受け，さまざまな音色をもった完成した声として外界に出て行く（図7）．

サイドメモ　木管楽器のリードについて

木管楽器では吹き口のところにリード（発音体：振動体ともいう）が付いていて，この部分が音源となる．オーボエやファゴットのリードは2枚の，ごく薄い木片を重ね合わせたもので，吹く息がその隙間を通るとき，息の圧力とベルヌーイ効果のバランスでリードが開閉して気流が断続される．その結果，空気の粗密波が生じて音がつくられる．

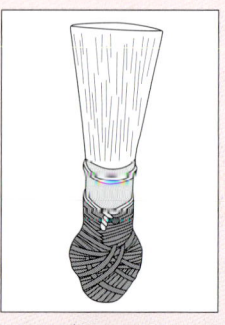

ファゴットのリード

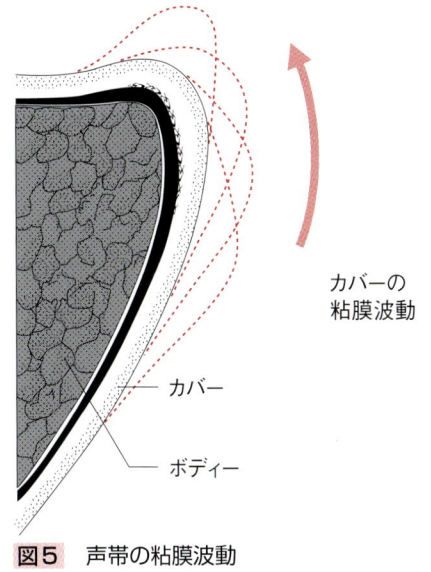

図5 声帯の粘膜波動

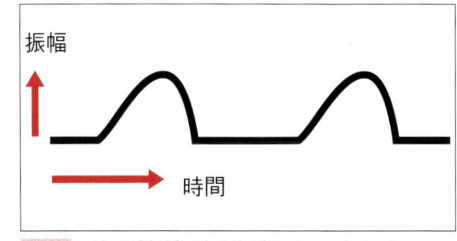

図6 声の性質は振動パタンで決まる

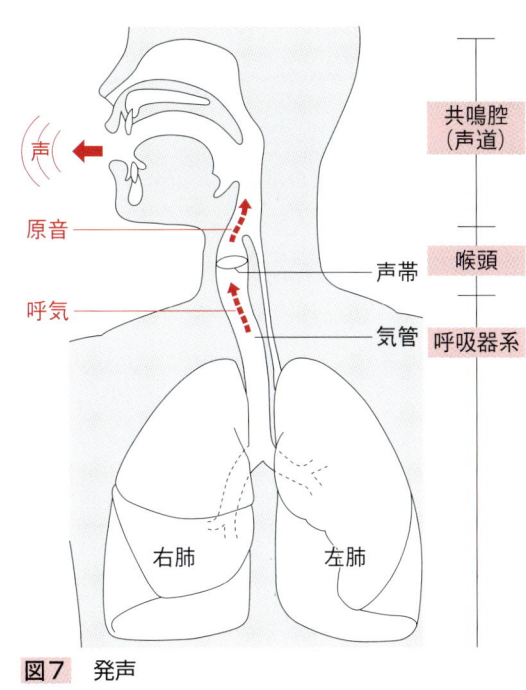

図7 発声

② 正常な声がつくられるための条件

●正常な声がつくられるためには,声帯のところで規則的な振動(言い換えれば準周期的な声門開閉運動)が起こる必要がある.そのための条件としては次のようなことがあげられる.

❶**声門が適度に閉じること**(右頁サイドメモ)
　声門が開け放しでは開閉運動が起こらない.しかし,あまり強く閉じすぎると振動が起こりにくくなる.

❷**肺からの呼気が声門を通過して流れること**
　吸気時に拡がった胸郭が縮小して肺の内圧が高まると呼気が上方に流れる.この圧が声門より上の圧(大気圧にほぼ等しいと考えられる)より高ければ,呼気は声門を超えて流れ出る.

❸**声帯に適度な緊張があること**
　声帯筋を含む喉頭の筋肉および声帯を覆っている粘膜,つまり声帯のボディーにもカバーにも,適度な緊張が必要である.

❹**声帯粘膜がやわらかく,十分な粘性や弾性があること**
　声門の部分に相当する声帯粘膜(カバーの部分)がやわらかくて変形を起こしやすく,しかもいったん変化した形がもとに戻るような弾性も備えていることが必要である.

❺**声帯粘膜が適度に濡れていること**
　声帯粘膜が乾燥していると規則的な波動運動は起こりにくくなる.

❻**左右の声帯の形や性状が対称的であること**

●これらの条件が整っていれば正常な音声が得られる.
●声は音であるので,高さ,強さ(大きさ),音色(音質)などの性質をもっている.声の高さ,強さは声帯の性状や,発声するときの生理的な調節によって変化する(右頁サイドメモ).また音質の異常は臨床的に嗄声と呼ばれ,次項で述べる音声障害の主症状となることが多い.

サイドメモ　上方からみた正常喉頭像

声門は吸気時に大きく開き，発声時に閉じる．図は吸気時と発声時の喉頭を，側視鏡を用いて撮影したものである．病的喉頭像（p. 12, サイドメモ）と比較すると，それぞれの疾患の特徴がよくわかる．

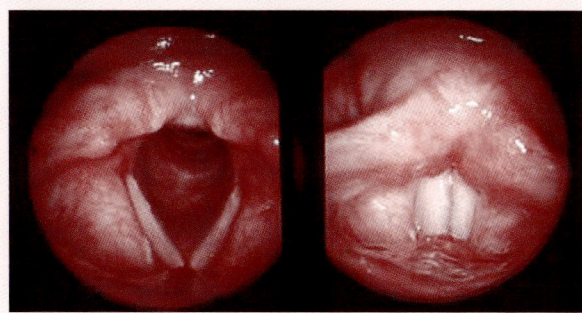

吸気時　　　　　　　　発声時

サイドメモ　声の高さと強さはどのようにして決まるか

声の高さは声帯の振動する頻度（振動数：1秒間に何回振動するか）で決まり，図6でいえば波形の繰り返し回数（周波数）にあたる．

声帯が短いとき，振動部分（声帯の縁）の質量が小さいとき，声帯が緊張しているとき，声は高く（振動数は大きく）なる．逆に，声帯が長いとき，質量が大きいとき，声帯が弛んでいるとき，声は低くなる．

男性の声が女性や小児より低いのは，声帯が長く質量も大きいからである．

声を高くしようとすると，声帯を前後方向に引っ張る筋（輪状甲状筋）が働き，声帯の縁が薄くなって質量が減り，また，その部分の緊張も増して振動数が増す．このとき，声帯はやや長くなるが，その効果は小さい．

声の強さは，声門を閉める力と呼気を吐く力（呼気努力）によって調節される．声門を強く閉め，呼気努力を増すと，声は強く（大きく）なる．

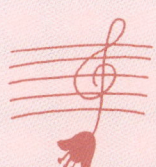

Coffee Break

男の声，女の声

男女の違いは身体のいろいろなところに現れますが，「声の違い」も顕著です．思春期の声変わりは，第2次性徴発現の一つに当たり，この時期に男性では喉頭隆起（のどぼとけ）が発達して声帯が長く，厚くなります．性同一性障害例における男性から女性への転換（M to F）で一番むずかしいのが声の女性化であることはよく知られています．歌舞伎の女形はうら声を使って女性の声を表現します．歌唱の音域は男女でいくつかのジャンルに分かれますが，男性のカウンターテノールの音域は女性のアルトと重複しています．

3 音声障害とは

- 人の声をきけば，その声がその人の年齢，性別からみておかしいとか，普通の人の声と違うと判断することはそうむずかしいことではない．また自分自身の声が，普段と変わってしまったと感じることもよくある．
- このように，声が正常範囲からずれている，これまでの状態から変わってしまった，という状態を総合して音声障害と呼ぶことができる．とくに音質の変化，異常（嗄声）が，ここでいう"ずれ"の主体となることが少なくない．
- また，声が自分のニーズに合わないとか，声を出すときに不快なこと，たとえば痛みなどがある場合も，広い意味で音声障害といってもよい．
- したがって，音声障害は自覚的にも他覚的にも気づかれるもので，音声障害の診療にあたっては，あとから各章で解説するように，いろいろな面からその本態や原因を探り，これに対処していかなくてはならない．

音声障害にはどのようなものがあるか（音声障害の分類と統計データ）

- 声の異常を訴えて医療施設を訪れる患者は，通常耳鼻咽喉科で診察を受ける．耳鼻咽喉科医は患者の訴えを参照しながら，喉頭，とくに声帯の状態を中心に診察を行う．
- 音声障害と最終的に診断されるのは，耳や鼻の病気を含めて耳鼻咽喉科外来を訪れるすべての患者の5％程度であるが，声の変化，異常は感冒（上気道炎）から喉頭ガンに至るまで，多くの疾患の初発症状として訴えられることがあるので注意が必要である．
- 医療施設によっては専門的に音声障害の診療にあたる部門を独立に，あるいは耳鼻咽喉科の一部として開設している場合がある．
- いずれの場合も，言語聴覚士は耳鼻咽喉科医と協力して音声障害の臨床に参加するのが一般的である．そこで，言語聴覚士として音声障害にはどのようなものがあるかを理解するための手がかりとして，代表的な2つの医療施設を例にとって，声の障害を訴えてくる患者がこれらの施設でどのような臨床診断を受けたかを統計に基づいてみてみよう．

2つの医療施設の統計

- 実例として，耳鼻咽喉科の専門外来として音声障害の診療を行っている東京大学付属病院耳鼻咽喉科音声外来と，独立した施設として音声障害を専門に診療を行っている東京ボイスセンター（所長：福田宏之国際医療福祉大学教授）をとりあげる．
- まず，東京大学付属病院耳鼻咽喉科音声外来のデータをとりあげる．これは1983〜1993年の10年間にこの外来を初診した症例，2005例についてのデータである．
- なお，ここでは，喉頭ガンなど，喉頭の悪性腫瘍と診断された例や，単に咽頭などの異常な感じを訴えるだけで音声障害とは関係ないと考えられた症例は除外してある．
- 音声障害の原因と考えられる要素，とくに声帯の状態を考慮して，全例を次の3つのグループに分類した．
  ①声帯に目にみえる異常（器質的変化）があったもの
  ②声帯の動きに異常（運動麻痺）があったもの
  ③音声障害があるのに検査上声帯にはっきりした異常が認められなかったもの
- この分類に従って2005例を分けて図示してみる（図8）．なんといっても声帯に目にみえる異常があった例（声帯の器質的病変）が圧倒的に多いが，一方，声帯に著変が認められなかった例がかなりあったことも注目に値する．
- 次に，現在わが国でもっとも多くの音声障害患者が訪れていると思われる東京ボイスセンターのデータを参照してみたい．2001〜2005年の5年間の初診患者データで，全症例数は4075例ときわめて多い．
- この4075例を，前に述べたのと同じ分類方式で3つのグループに分けて図示する（図9）．ここでも，声帯の器質的病変が音声障害の原因とされた例が圧倒的に多いが，やはり声帯に見た目の変化に乏しい症例も，かなりの割合で記録されている．

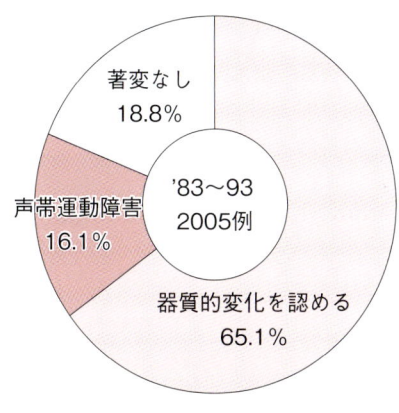

図8　音声障害の分類（東京大学音声外来）

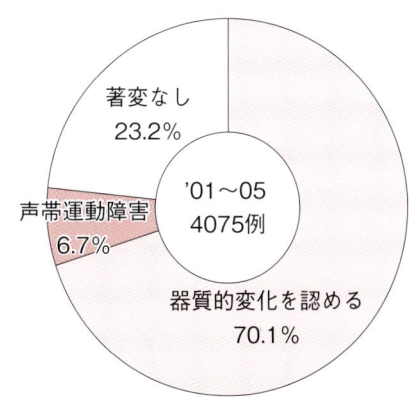

図9　音声障害の分類（東京ボイスセンター）

4 原因疾患の内訳

- ここで，もう少し詳しく原因疾患についてみてみたい．
  声帯の器質的変化については，2つの医療施設とも良性腫瘍性の病変が多く，とくに声帯ポリープ，声帯結節が多い．また，喉頭炎の頻度も高い．頻度の高かった5つの疾患をとりあげて比較してみると（図10），東京大学音声外来では，声帯ポリープ（43.3％），声帯結節（20.7％），喉頭炎（13.4％）の順であるのに，東京ボイスセンターでは，声帯結節（40.4％），喉頭炎（24.0％），声帯ポリープ（18.7％）の順で，他の2疾患は声帯溝症とポリープ様声帯であった（p.12，サイドメモ）．

- これらの5疾患を含む器質的病変のうち，喉頭炎は保存的に治療され，また声帯結節に対しては，原則として本書の主テーマである音声治療がまず適用される．一方，他の疾患とくに結節以外の腫瘍性病変に対しては，一般に手術が優先される場合が多い．音声治療の実際については後の章以下で詳しく述べられる．

- 声帯運動麻痺については，その原因もさまざまであり，また麻痺の程度や声帯の固定位置などによっては手術的治療が計画されることがある．これらの点については，他の成書を参照されることが望ましい．

- 声帯に，はっきりした病変が認められないのに音声障害がある症例についてみると，2つの施設とも，いわゆる機能性発声障害および痙攣性発声障害例が多かった．これらの病態についても次章以下で詳しく述べられるが，言語聴覚士による評価，さらにはそれに引き続く指導，訓練が重要である．なお，最近ではわが国でも痙攣性発声障害の治療としてボツリヌム毒素（Botox）注射がかなり広く行われるようになっている．

- このグループに属するその他の病態として，東京大学音声外来では，変声障害や，運動障害性構音障害に伴う音声障害が比較的多かったが，東京ボイスセンターの症例では，統計をとった年代の違いも反映されたためか，性同一性障害や，胃食道逆流症（GERD）の症例がかなり含まれていたのは興味深い．

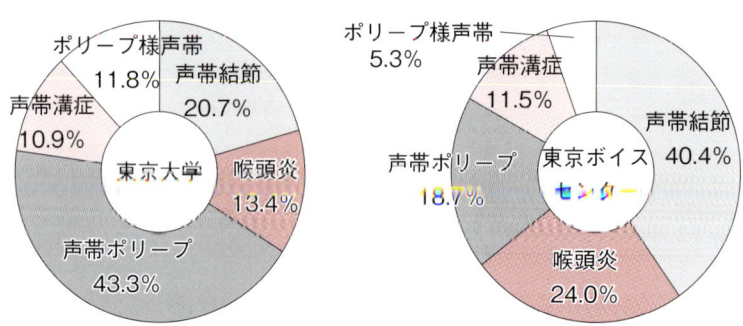

図10 声帯に器質的変化を認めた症例における原因疾患の内訳

5 音声障害はどうして起こるのか

- 音声障害が起こるのは，正常な発声メカニズムがうまく働かないためであるといえる．前項の統計データからも明らかなように，主として声帯レベルの変化によって音声障害が起きており，声帯振動の異常イコール発声メカニズムの破綻と考えられる．
- この場合の異常とは必ずしも"振動パタンそのもの"の異常をさすのではない．たとえば，男性の声が高すぎたり，逆に女性の声が低すぎるというようなときには，振動パタンは正常で，単にその周波数（声帯振動数＝声の高さ）だけが標準値より高かったり低かったりしているのである．
- こうした例を別とすれば，ほとんどの症例で，声帯が正常に振動しないことが音声障害の原因となる．どのようなときに，振動パタンの異常を来たすかは，次のようにまとめられよう．

❶ 声門が十分に閉じなかったり，強く閉じすぎたりする

- 正常な発声のためには声門が適度に閉じる必要がある．
- もし閉じ方が不十分であると呼気は無駄に声門を超えて上方に流れてしまい，いわゆる息洩れを起こす．こうなると規則的（準周期的）な声帯振動が起こりにくくなり，また狭いところを呼気が通るときに雑音（気流雑音）を生じて，かすれた声になってしまう．代表的な疾患には声帯麻痺や声帯溝症がある．声帯結節，声帯ポリープなどでも，病変が邪魔になって発声時に声門が閉じきらず，息洩れが起こりうる．
- 逆に声門が強く閉じすぎると，スムースな呼気の流れが妨げられ，つまったような，絞り出すような声となる．痙攣性発声障害（次頁サイドメモ）がその好例である．

❷ 声帯の構造的，物理的な性質が変化してしまう

- 声帯は硬いボディーの表面をやわらかい粘膜のカバーが覆って，そのカバーの波動運動が正常な発声の基本となる．
- このようなボディー＋カバーの構造（いわゆる層構造）に異常を生じて，部分的あるいは全体として硬くなったり，重くなったり（質量の増大）すると振動パタンが変化して異常な声が生じる．声帯ガンでは声帯が硬くなり，またガンが大きくなると声帯の質量が増す．ポリープ様声帯でも，声帯全体が腫脹して質量の増大が起こる．

❸ 左右の声帯の対称性の異常

- 上にあげたような声帯の構造的な変化が左右不均等に起こると，左右の声帯の振動が非対称的になって声が変化してしまう．

❹ その他，緊張度の異常など

- 声帯の緊張を保つことができない場合などにも声の変化が起こってくる．声帯麻痺などでは，声門閉鎖が不十分なことに加えて，このような状態が起こってくる．

> **サイドメモ**　代表的な病態について

　声帯結節（図a）：声の乱用があると，声帯前1/3の部分が繰り返し激しく衝突しあうために，その部分に限局的な粘膜の肥厚（いわゆるタコ）が生じる．声変わり前の男児や職業的に声を使う若い女性に多い．
　声帯ポリープ（図b）：声帯粘膜内の微細な血管が破れて出血し，その部分が球形に膨らんだ状態．はじめは血豆状であるが，時間がたつと肉芽のようになる．
　喉頭炎（図c）：声帯粘膜の炎症で，粘膜の発赤・浮腫，分泌物の増加などがみられる．
　ポリープ様声帯（図d）：声帯粘膜直下に滲出液がたまって膨らんだ状態．喫煙歴の長い人に多い．
　声帯溝症（図e）：声帯の内側縁（振動部分）に溝が生じた状態．声帯縁が硬くなって声帯振動が妨げられ，また声門閉鎖が不十分になる．先天性の場合もあるが，老化によるものもあり，原因はさまざまである．

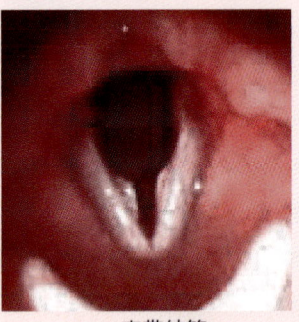
a．声帯結節

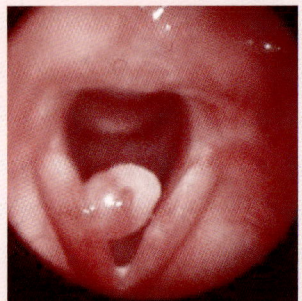
b．声帯ポリープ

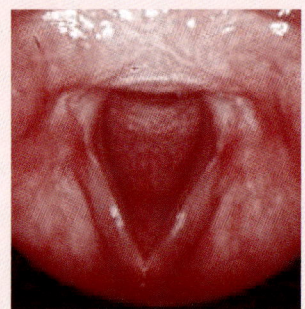
c．喉頭炎

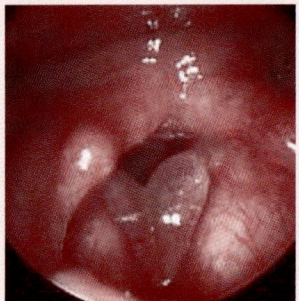
d．ポリープ様声帯

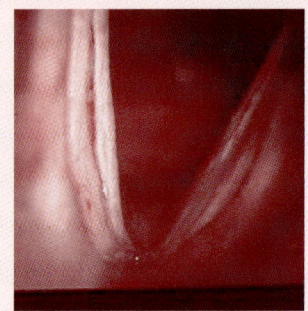
e．声帯溝症

痙攣性発声障害の喉頭所見

　痙攣性発声障害は喉頭ジストニアと考えられる病態で，発声中に喉頭全体が痙攣様の絞扼を起こし，図のように声門が強く閉じる．

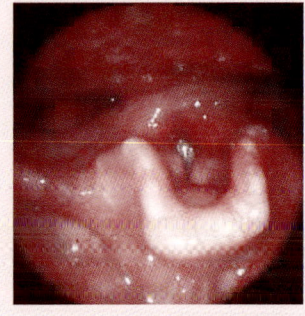

入門編
第2章

検査 —情報の収集—

CONTENTS
1. 話をきく（問診と面接） ……………………………………… 14
2. 声をきく（聴覚的印象評価・声の録音） …………………… 18
3. 喉頭をみる（喉頭所見） ……………………………………… 22
4. 声の高さと強さの検査 ………………………………………… 24
5. 空気力学的検査 ………………………………………………… 26
6. 音響分析 ………………………………………………………… 30

この章のPoint

- 集めた情報は：①医師による診断の手がかりになる．
  ②障害の性質や程度の評価に役立つ．
  ③治療方針の決定につながる．
  ④経過の記述や治療効果の判定を客観的なものにする．
- 全ての検査は，患者とコミュニケーションを保つことでもある．
- そこで，まず患者に検査の目的や方法について十分に説明し，信頼関係を築きながら必要な情報を集めていく．
- 検査結果についても，そのつど患者に説明するよう心がける．
- 経過中に再検査をすることが望ましい．

1 話をきく（問診と面接）

- 検査の第一歩は，医師による問診と言語聴覚士による面接であるが，問診の段階から言語聴覚士が同席するのが理想的である．
- 言語聴覚士の面接は医師の診察の後で行われることが多い．そこでは声の衛生指導や音声訓練の適応や方法についてヒントを得る．
- 患者が診察室に入ってくる様子，患者の表情や態度などを観察する（姿勢は？頸部や肩に力が入っていないか？呼吸パタンに異常はないか？不随意運動はないか？など）．
- 話の内容に加えて声や話し方にも注意してきく．
- できるだけ患者自身のことばで話させる．
- 問診表やチェックリストを参考にすると便利である．
- 全体を通して，心因性や機能性の可能性がないか，注意する．
- 音声障害といっても，神経疾患に伴うこともあれば，胃食道逆流症*や気管支喘息など，さまざまな病気に関係する可能性があることを忘れない．
- 面接では情報収集だけでなく，言語聴覚士の側からも発声のメカニズム，検査や音声訓練の目標と内容などについて説明する．

* 胃食道逆流症（GERD，逆流性食道炎）：胃から食道・咽頭に胃液が逆流することで起こる．自覚的に胸やけ，夜間の咳，起床時の声の異常などを訴えることがある．対策としては，医学的治療が中心だが言語聴覚士による衛生指導の対象でもある．

話をきくポイント

主　訴：患者が何に困っているのか，何を問題にしているのか，をきく．
　　　　：声の問題が患者の生活の質（QOL）にどのような影響を与えているのかを把握する．
　　　　：患者の訴えを，①機能障害，②活動制限，③社会への参加制約*に分けて整理するとよい．

ニーズ：患者が何を望んでいるか，をきく．声の改善を目的としているのか，悪性腫瘍の有無だけが関心事なのか？（たとえば悪性腫瘍の有無だけが関心事であれば音声訓練の適応はない）．

自覚的評価：患者による声の自己採点をきく．病前の声を100点満点として受診時の声が何点か？
　　　　　　：治療開始後にも声の変化を自己採点してもらい，重症度・満足度の変化の目安にする．
　　　　　　：声に関する自覚的評価方法として，アメリカで提唱されたVoice Handicap Index（VHI）がある（図1）

医師の診察の理解：医師の診察では何といわれたか？患者が医師の話をどのように理解したか，をきく．言語聴覚士としての説明の手がかりになる．

現病歴：いつから，どのように声の障害が起こったか？
発　症：きっかけとなった原因・誘因があるか？

* 従来の国際障害分類（ICIDH）では音声障害のような「機能障害」によって「能力低下」や「社会的不利」が起こるという考えに基づいて「生活の質QOL」の問題が考えられた．現在では，国際生活機能分類（ICF）が採用され，「機能障害」によって「活動制限」や，社会への「参加制約」によってQOLが影響される，と表現されるようになった．

経　過：急性か慢性か？これまで，よくなっているのか，悪くなっているか，変わらないか？
症状の変化：日内変動や日間変動はあるか？
既往歴：これまでかかった病気や通院歴*，薬物投与，手術歴（とくに喉頭の）など．ホルモン剤の投与，閉経時期などもきく．

* 既往歴としては，とくに内分泌疾患や，精神疾患の有無，また薬物投与ではホルモン剤，向精神薬などの服用歴に注意して問診する必要がある．

声に関する治療歴，訓練歴：内容，頻度，期間，時間（例：コーラスのために，ボイストレーニング週1回90分6ヵ月間）．満足度などもきく．
喫煙，飲酒歴：禁煙歴や受動喫煙についても尋ねる．
職業歴，職場環境：声を使う職業か？職業で大声が必要か？精神的ストレスの原因があるか？
家族歴，家庭環境：身近に聴覚障害者がいないか？子育てでどなっているか？精神的ストレスの原因があるか？
声に関係のある趣味はないか？：内容，頻度，期間，時間（例：コーラス週1回60分5年間）（声を乱用・酷使するスポーツ歴にも要注意）．
生活全般：睡眠時間，起床・就寝時間，食欲，体重変化の有無など．
随伴症状：例：喉頭麻痺における食事中のムセ，肉芽腫が胃食道逆流症と関係している場合の胸やけや咳，などがある．

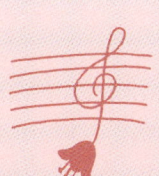

Coffee Break

患者による声の自己採点

　経験的に，患者による声の自己採点は有用と思われます．"その日の声"だけでなく，音声治療場面での声の自己採点や治療開始後の日常生活での声の自己採点を，100点満点で行わせます．自己採点には次のような利点があります．①患者自身の声に対する観察力が高まる．②患者の日常生活が，どのように声に影響を及ぼしているかがわかる．③声に対する自己モニタリング力がわかる．④自己採点が80〜90点になれば訓練終了の目安になる．⑤自己評価には，声質だけではなく，身体的要因（咽頭の違和感，痛み，疲労感）や精神的要素なども関与している．「どうして〇〇点なのか？」をきいてみることで，患者のもつ問題点がよくわかる．⑥点数化することで，現状把握や目標の設定，さらには指導方針も具体的になる．
　結果的に，患者と言語聴覚士の両方にわかりやすいセッションになることで，患者の訓練に対する意欲が向上すると思われます．

Voice Handicap Index

- アメリカで提案された患者の自己評価表である．
- 患者の声を話し声と歌声に分け，職業的なものであるかどうかを確認したのち，身体的（P），機能的（F），感情的（E）の3側面の，各10問，計30問について，各項目に相当する症状の発現頻度を5段階に分けて質問する．下表は愛媛大学で翻訳された日本語版（一部改変）である．
- 設問内容に重複した点もあって，実施にあたっては煩雑となる恐れもある．そこでアメリカではこのうち10問（●）を選択，ドイツでは12問（◎）を選択した簡易版を使用しているところもある．

抜すい例（米）	抜すい例（独）	項目 P：身体的　F：機能的　E：感情的	症状の発現頻度（総計点が高いと評価が悪い）				
			まったく思わない 0点	あまり感じない 1点	ときどき感じる 2点	よく感じる 3点	いつも感じている 4点
●	◎	F 1 自分の声が他人にはききとりにくい．					
		P 2 話すと息切れがする．					
●	◎	F 3 騒がしい部屋で，自分の声がききとりにくいといわれる．					
		P 4 一日のうちで声の調子が変わる．					
	◎	F 5 家の中で家族を呼ぶとき，ききとりにくいといわれる．					
		F 6 なるべく電話はかけないようにしている．					
		E 7 自分の声のために，人と話すときは緊張して話す．					
	◎	F 8 自分の声のために，グループでの話などを避けがちである．					
		E 9 自分の声が他人をいらつかせているように思う．					
●		P10 人に"その声どうしたの？"とよくたずねられる．					
		F11 自分の声のために，友達や近所の人や近親者の人とあまり話しをしない．					
		F12 他人と面と向かって話をしているとき，きき返される．					
		P13 自分の声はきしむような感じで乾いている．					
●	◎	P14 一所懸命声を出さないときこえてくれないと感じている．					
		E15 声が出ないことを他人は理解してくれない．					
●		F16 声のために，自分の生活や，仕事，社会とのつきあいが制限されている．					
●	◎	P17 自分の声の明瞭度が自分ではっきりわからない．					
		P18 自分の声を変えようと努力している．					
●	◎	F19 声のために周りの会話から外れていると感じる．					
		P20 話すのに随分努力している．					
	◎	P21 夕方になると声が悪くなる．					
●		F22 声のおかげで自分は損をしている．					
●		E23 自分の声をきくと不安になってくる．					
	◎	E24 声のおかげで外向的になれない．					
●		E25 自分の声をきくと自分がハンディキャップを背負っていると感じる．					
		P26 話の途中で声を出すのをやめたくなってくる．					
	◎	E27 自分の声がききとれないために他人からきき返されると悩んでしまう．					
	◎	E28 自分の声がききとれないために他人からきき返されると困ってしまう．					
		E29 自分の声をきくと無能な人間に思えてくる．					
	◎	E30 自分の声を恥ずかしく思う．					

図1 Voice Handicap Index

Barbara H.Jacobson ほか：The Voice Handicap Index（VHI）：Development and Validation. American Journal of Speech-Language Pathology, 6：66-70，1997　田口亜紀ほか：Voice Handicap Index　日本語版による音声障害の自覚度評価．音声言語医学 47：372-378, 2006（一部改変）

●は10項目（Rosen, CA. et al：Development and Validation of the Voice Handicap Index-10. Laryngoscope, 114(9)：1549-1556, 2004）

◎は12項目（ドイツのマインツ大学耳鼻咽喉科＋コミュニケーション障害科版）

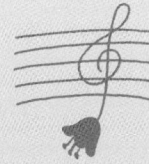

Coffee Break

声の高さと年齢と性

　声の高さは年齢とともに変化していきます．新生児のうぶ声は「声の暁」といわれるそうですが，その高さは 400 ～ 500Hz 程度です．新生児の声帯は短く薄いために振動数が高くなるのです．西洋では，新生児はオーケストラの基準音で泣くといわれています．オーケストラの演奏の前，コンサートマスターの指示でオーボエ奏者が吹く基準音は A_4 すなわち 440Hz（楽団によっては基準音がこれより数 Hz 高いところもあります）で，新生児の泣き声の高さは大体これに相当しています．声の高さは年齢とともに声帯長が伸びるために徐々に低くなり，5 歳ころには男女とも 200 ～ 300Hz になります．誕生から思春期まで声の高さに男女差はありません．思春期に男性では男性ホルモンの影響で喉頭が発達し同時に声帯が厚く長くなるので急に声の高さが低下します．これが声変わりで，話し声の高さは一気に 100 ～ 150Hz となり，声域の下限も低下していきます．一方，女性では小児期から，さほど変化しません．さらに年齢が進むと，女性では閉経期以降声が低くなる傾向があります．臨床では，高齢の女性で音声障害を訴える方のなかに，明らかに無理に高い声を出している人がいます．声が低いと，老けてみられるのではないか，女らしさに欠けるとみられるのではないか…と，知らず知らずのうちに無理して声を高く出すようになったのでしょうか？逆に男性では老年期になると声帯筋の萎縮などが顕在化して声が高めになっていきます．つまり，この時期になると話し声の男女の差が，再び縮まっていくのです．成人の話し声において男性か女性かの区別の 8 ～ 9 割は声の高さで決まるといわれています．残りの 1 ～ 2 割は，女性の方がやや気息性ぎみで抑揚に富んでいることによるといわれています．

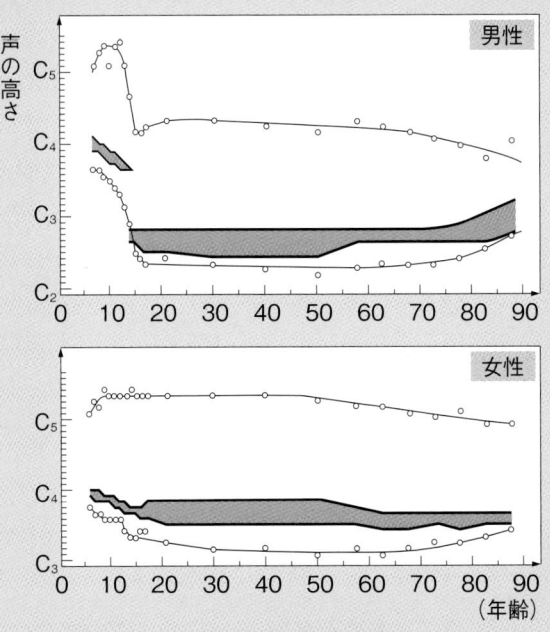

男女別にみた声域の上・下限と話声域の年齢変化（Böhme 他，1970）

2 声をきく（聴覚的印象評価・声の録音）

- 声が正常か否かは，発声している人の年齢，性別，言語環境などからみて，経験的に判断している．
- 喉頭所見を想像しながら声をきく．

声をきくポイント

声の4つの属性に注目してきく
- **高さ**：たとえば中高年の女性で声が低すぎる場合はホルモン障害が疑われる．男性で高すぎる場合は変声障害が疑われる．話声位の高さについて不満を訴える例としては性同一性障害（GID）がある．加齢とともに男性では高くなることが多く，女性では低くなることが多い．
- **大きさ**：小さすぎる場合には心因性や機能性発声障害，音声衰弱症，パーキンソニズムなどを疑う．大きすぎる場合には難聴を疑う．爆発性の大きさの変動がある場合には小脳性疾患による失調を疑う．声立て（起声）にあたって力んだ大きな発声となるときは硬起声で，過緊張性の発声障害が疑われる．
- **声質**：嗄声があるか（粗糙声か，気息声か，無力声か，努力声か？）その他としては，二重声（和音のように2つの声がきこえる）では器質的疾患が疑われる．ささやき声（失声）では心因性や機能性発声障害が疑われる．
- **長さ**：息切れや声の途切れがある場合には，たとえば喉頭麻痺や神経疾患が疑われる．声の震えがある場合には，音声振戦症や痙攣性発声障害やパーキンソニズムや心因性発声障害などが疑われる．

その他の声について
- 音声訓練を想定する場合には，声の柔軟性，すなわち声の高さや大きさや長さをどのくらい自由自在に使えるかについても注目する．
- 声の高さや大きさなどが変化することによって，"よい"声になったり"悪い"声になったりするかどうかをきく．その他言語聴覚士の誘導で声は変化するか，笑い声や咳払いのときの声はどんな声かなどに注意する．
- 話している内容によって，または話し始めと話の途中と話の終わりなどで声や話し方に変化があるかどうかをきく．変化がある場合にはたとえば心因性発声障害が疑われる．

声以外について
- 発話量が多かったり発話速度が速い場合には声の乱用や酷使が疑われる．
- 構音や共鳴に問題はないか，吃音はないか？
- 発声時の患者の状態を観察し特徴的なもの，たとえば舌の不随意運動や眉間のしわや頸部の緊張などがあれば記載する．

聴覚心理的検査＝GRBAS尺度による採点

- 声の音質について，正常範囲を逸脱した場合，嗄声と呼んでいる．
- 嗄声を聴覚的に評価する手法としてGRBAS尺度がある．
- 日本語の5つの母音を，「イー」のように3秒ずつ伸ばしながら，1音ずつ，「イ，エ，ア，オ，ウ」の順にいってもらう．
- 患者にどんな声で？と尋ねられたら「普通の声で…」「楽な大きさと楽な高さで」などと指示する．
- GRBAS尺度はこの長母音について次の要素の有無，程度の評価を行う．

```
G = Grade：総合評価
R = Rough：粗糙性（ガラガラ声，大きさの変動が多い．→声帯振動の左
          右差，声帯振動が不規則）
B = Breathy：気息性（息漏れのある声→声門閉鎖不全）
A = Asthenic：無力性*（弱々しい声．力が入らない感じ→声帯の張力不足？
          声門閉鎖が弱い？）
S = Strained：努力性（のどをつめた，力んだ声．無理をしている感じ．
          喉頭の過緊張）
```

* 無力声と努力声は相反するように思えるが，臨床では混在することがある．

- 以上の尺度について0～3の4段階で評価する（0＝正常，1＝軽度，2＝中等度，3＝高度）．
- G(2)，R(1)，B(2)，A(0)，S(0)のように評価する．本来は0～3の4段階だが，臨床では，迷うときは0.5刻みにして7段階にしたり，評価をG(1～2)，B(0～1)としたりすることもある．また起声時と持続時で評価が異なったり，持続母音と自由会話時の印象が異なったりするときには，これを記述しておく．変化ありという意味で±などと付加することもある．
- GRBAS評価の基準となる音声について，日本音声言語医学会からサンプルテープが刊行されている．このテープで耳を慣らしておくとよい．
- 自分ひとりではなく，数人で評価するのが望ましい．主観的な評価であり，絶対的な評価ではないので，評者間で差があることがある．
- 低音すぎるとR（粗糙性）の印象をもつことがある．声が低いだけではなくて，音質としてガラガラとした粗糙性の声があるかどうかに注意してきく．

声の録音

- 声の録音は症状の客観的記録の一つであり，経過観察や治療効果の評価上有用である（図2）．
- 録音した音声は，音響分析により客観的に定量化することができる．
- 録音は，カセットテープやDAT録音機，デジタルポータブル録音機（フィールドレコーダまたはモバイルレコーダ）を用いる（図3）．圧縮処理されてしまうMDやICレコーダでは正確な音響分析ができないので注意する．

- 録音室ではパソコンに USB オーディオインターフェイスを介してマイクロフォンを接続し，録音するのが実際的である（標本化周波数については 16 kHz 以上とすることが望まれる）．
- マイクロフォンとして，臨床的にはモノラルのコンデンサ型で，ある程度の単一指向性をもつものが適している．マイクの位置やボリュームなど，同じ環境のもとで，同じレベルで録音する．
- 録音内容は，①日付と名前，②持続母音（「イー」のように 3 秒ずつ伸ばして 1 音ずつ「イ，エ，ア，オ，ウ」）を楽な高さと大きさで，2 回ほど行う．高さや大きさを変化させたものも録音するとよい，③文章の朗読，④自由会話，⑤その他，声域や話声位や最長発声持続時間の測定など．

---

(1) 検査の日付，名前
(2) 普通の大きさ，高さで 3～5 秒ずつ伸ばしながら「イー，エー，アー，オー，ウー」を 2 回
(3) 「イー，エー，アー，オー，ウー」を高い音，低い音でそれぞれ 1 回ずつ
(4) 音　読
　　例：北風と太陽
　　　ある日，北風と太陽が，力比べをしました．
　　　旅人の外套を脱がせたほうが勝ちということに決めて，まず風から始めました．
　　　風は「ようし，ひとめくりにしてやろう」と激しく吹きたてました．
　　　風が吹けば吹くほど，旅人は外套をぴったり身体に巻きつけました．
　　　次は太陽の番になりました．太陽は，雲の間から顔をだして，暖かな日差しを送りました．
　　　旅人はだんだんよい心持ちになり，とうとう外套を脱ぎ捨てました．
　　　そこで風の負けになりました．
　　例：桜
　　　桜は中国やヒマラヤにもありますが，日本の桜は種類が多く，また美しいので有名です．冬が過ぎてしばらくすると，日本全国で咲き始めます．日本人で桜の花を知らない人はいないでしょう．ちょうど入学式のころ咲くのも印象的です．桜の花はパッと咲き，パッと散ります．その潔いところが好きだという人もいます．ずいぶん昔から絵にも描かれ，歌にも歌われてきました．そこで，桜は日本の国の花といわれるようになりました．
(5) 話声位（p.24 参照）
　　①「アイウエオー」といってもらい「オー」の高さをキーボードで測定する．
　　②自由会話．たとえば「今朝起きてから，ここに来るまでにしたことを詳しく話してください」といって，できるだけべらべらと話してもらう．
(6) 声　域（p.24 参照）
　　女性は C_4 または G_3，男性は C_3 から始めて音階を発声させる．まず上昇音階で上限を，続いて下降音階で下限を測定する．
　　声域の測定時に声区の転換点があれば記述する．
(7) 最長発声持続時間と最長呼気持続時間（p.26 参照）
　　　/a/ を 3 回測定し，最大値を採用する．
　　　/s/ を 3 回測定し，最大値を採用する．

図2　音声の録音

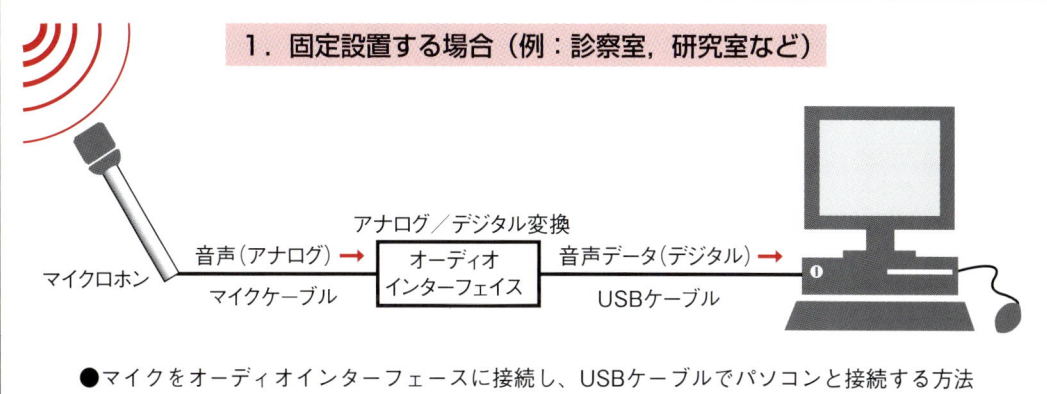

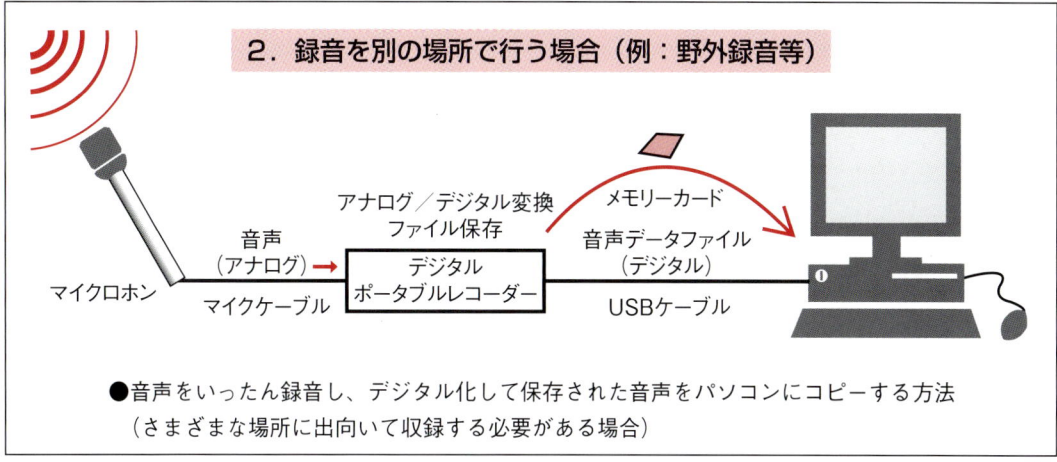

図3 録音のつなぎ方　　（株）アルカディアのホームページ（http://www.arcadea.co.jp）より

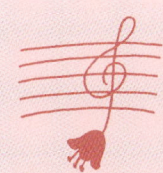

Coffee Break

聴覚的印象評価：耳を育てる

　欧米での聴覚的印象評価は，まずできるだけ印象のそのままを言語化することから始まります．たとえば「甲高い」「軋んだ」「曇った」「明るい」…などなど，いくつもの形容詞によってその声を再現しようと試みます．詳細に叙述できそうですが，それをきき分ける「耳」が必要とされるばかりでなく，その「耳」が診療担当者の間で一致しなければならず，複雑で高度な技術を要します．そのようななかで，聴覚的印象評価方法として日本音声言語医学会のGRBASが欧米で紹介されています．声質をR, B, A, Sの4つに分け，さらに一つ一つの声質についてと，総合評価（G）を0〜3の4段階で表したわかりやすさが高く評価されています．実際の臨床では複数の診療担当者で評価するのが望ましいのですが，いずれにせよ，「耳」を鍛えなくてはなりません．嗄声については，日本音声言語医学会が制作したカセットテープ「嗄声のサンプルテープ」（メディカルリサーチセンター）とDVD「動画で見る音声障害ver.1.0」（インテルナ出版）などが利用できます．

3 喉頭をみる（喉頭所見）

- 耳鼻科医の診察に同席し，いっしょに喉頭を観察するのが最良である．
- 軟性ファイバースコープは鼻から，間接喉頭鏡や硬性側視鏡は口から挿入する．
- 喉頭所見（図4）：注目点 ➡ "器質的変化の有無" "声帯の運動性"．
- いろいろな声を誘導し発声させて声と喉頭を観察する．

    普通の高さと大きさ：起声時の過緊張による硬起声はないか．仮声帯の過内転はないか．披裂部と喉頭蓋の接近はないか．左右の声帯の動きの違いはないか．声門間隙はどうか？

    高い声（裏声）や低い声：声帯の前後径の伸張（輪状甲状筋の働き）や喉頭の上下運動はあるか？

    咳払い：声門閉鎖の促進はあるか？

    ためいきやハミング：仮声帯の過内転などの過緊張の軽減はあるか？

    大きい声：仮声帯の過内転などの過緊張やのどづめはあるか？なお音声振戦症の場合は大声発声で振戦が消失することがある．

    小さい声：弱い小さい声でも有響成分がなくならないか（声帯振動がなくならないか）？

    喉頭麻痺：麻痺側へヘッドローテーションしたり，甲状軟骨を麻痺側から押して発声させ，声が改善するか？

- 患者にとっていろいろな声を出すのはなかなかむずかしい．出し方をわかりやすく説明し，言語聴覚士がやってみせて誘導するとよい．励ましながら，声が出せたらほめる（例：「いいですよー．それで結構です…」など）．
- ストロボスコピー

    【原理】発声時に声帯は1秒間に数十回から数百回振動しており，これを肉眼で観察することは困難である．ストロボスコピーでは光源を，声帯振動の周波数あるいは位相から少しずらして断続させて発光させることにより，声帯振動がゆっくりした運動としてみえる（図5）．振動が準周期的でないとストロボ効果は得にくい．

- ストロボスコピーでの観察項目

    ・基本振動数（基本周波数）：機器の指示器で測定できる
    ・声帯振動の左右対称性
    ・振動の規則性（または周期性）
    ・声門閉鎖→振動中に声門が完全に閉じるか，閉じないか．声門閉鎖時間の長さはどうか？
    ・振幅
    ・粘膜波動：波動の有無．波動の大きさ
    ・振動しない（動かない）部位があるか？
    ・その他の特殊所見

- 正常であれば左右の声帯は対称的に振動し，はっきりした声門閉鎖期がある．下から上に進行する粘膜波動が左右対称に認められる．声を高くすると，閉鎖期は短縮し，粘膜波動も小さくなる．

機能性発声障害：発声器官に器質的変化がなく，運動性に異常がない場合，機能性発声障害が疑われる．機能性発声障害にはいろいろな分類法があるが，大別すれば過緊張型（声門あるいは声門上部が強く締まる）と低緊張型（声門後部や，膜間部が十分に閉じない）となる．さらに詳しいタイプ分けも提案されている（Morrisonの6タイプ[8]）

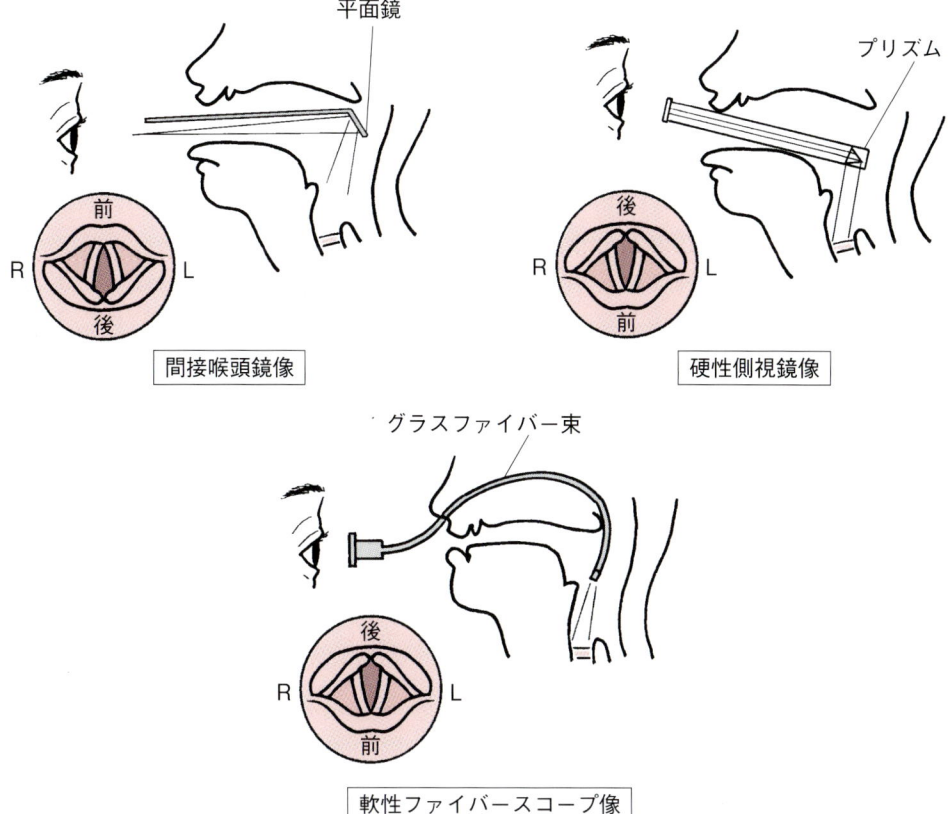

図4　各種観察法と，その喉頭像

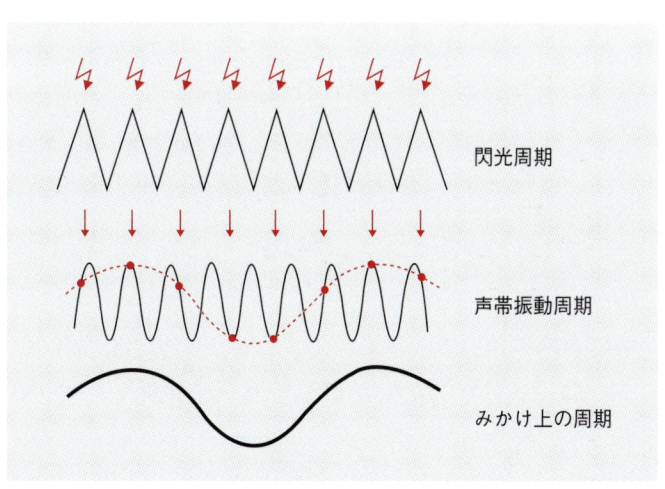

図5　ストロボスコピーの原理

4 声の高さと強さの検査

声の高さの検査

- ①話声位（普段の話し声の高さ），②生理的声域（低音から高音まで出せる声の高さの範囲），③声区の転換の可否（地声と裏声を出し分ける能力の有無）とその転換点の音の高さなどを測定する．
- キーボードなどを用い，言語聴覚士の聴覚的判定に基づいて，音名表記で記載する．電子機器や分析ソフトなどを使用して，基本周波数を求めることもある（p.32のサイドメモに「音名と周波数の対応」の表を記載した）．
- 話声位は成人男性で100〜150 Hz，成人女性で200〜280 Hzあたりである．
- 声の高さの異常値：成人男性の声域上限はG_4より低い．声域下限はG_2より高い．話声位は$G_2^{\#}$〜$D_3^{\#}$の範囲外．声域幅は28半音以下．成人女子はB_4より低い．声域下限はG_2〜G_3の範囲外．話声位はG_3〜$C_4^{\#}$の範囲外．声域幅は20半音以下．

❶ 話声位
- 日常会話や文章の音読，または「アイウエオー」といってもらい最後の「オー」で伸ばしたところなどで判定する．
- 談話音声や文章の音読などを使用すると声の高さはかなり変動する．最も頻度の多い高さを話声位とする．

❷ 声 域（図6）
- キーボードなどで誘導して音階を発声させる．言語聴覚士が誘導しながら患者の最大限の能力を引き出す．女性はC_4またはG_3，男性はC_3から始めるとよい．手順としてはまず上昇音階で上限を，続いて下降音階で下限を測定する．「ア」でも「ドレミ…」でいわせてもよい．
- どのくらい低い音や高い音が出せるかを知りたいのであり，歌声の美しさや，歌唱力を検査するのではないことを説明してから始めるとよい．
- 音階の発声ができない（いわゆる音痴の）患者では，サイレンのように音を上げ下げしてもらうか，できるだけ高い音（低い音）を出してくださいと指示する．言語聴覚士がやってみせて誘導する．

❸ 声 区
- 声域の測定時に声区を変えることができるか否かをみる．転換があれば記述する．
- 変声障害や男性ホルモンによる女性の男性化音声などでは，声区変換点の高さも問題となる．変換点付近（中音域）で声が出にくい例がある（特に歌声障害）．

> 声区の転換：声の高さの調節においては，裏声では輪状甲状筋，地声では甲状披裂筋（声帯筋）がそれぞれ優位に緊張している．

声の強さの検査

- 口唇から20 cm離したところでマイクロフォンを設置して騒音計につ

なぎ，C特性で測定する．発声機能検査装置や音響分析ソフトなどで測定することもできる．
- 強い声，弱い声，普通の声などで発声させる．正常では60 dB～100 dB前後の強さの発声が可能である．

特殊な測定―フォネトグラム

- 発声能力を知るうえでは，ある高さの声について，どのくらい強い声が出せるかを測定することが有意義である．
- この目的で，X軸に声の高さ，Y軸に声の強さを表示する手法があり，フォネトグラムと呼ばれている．
- フォネトグラムはひとつひとつの声の高さで，弱い声から強い声を記録していかねばならず，検査に時間がかかる．また被験者がプロでないと，自由自在に音程を変え，強さを変えるのが困難なことが多いので，一般臨床では使いにくい．
- 記録がソフトで自動的に行われるものもある．

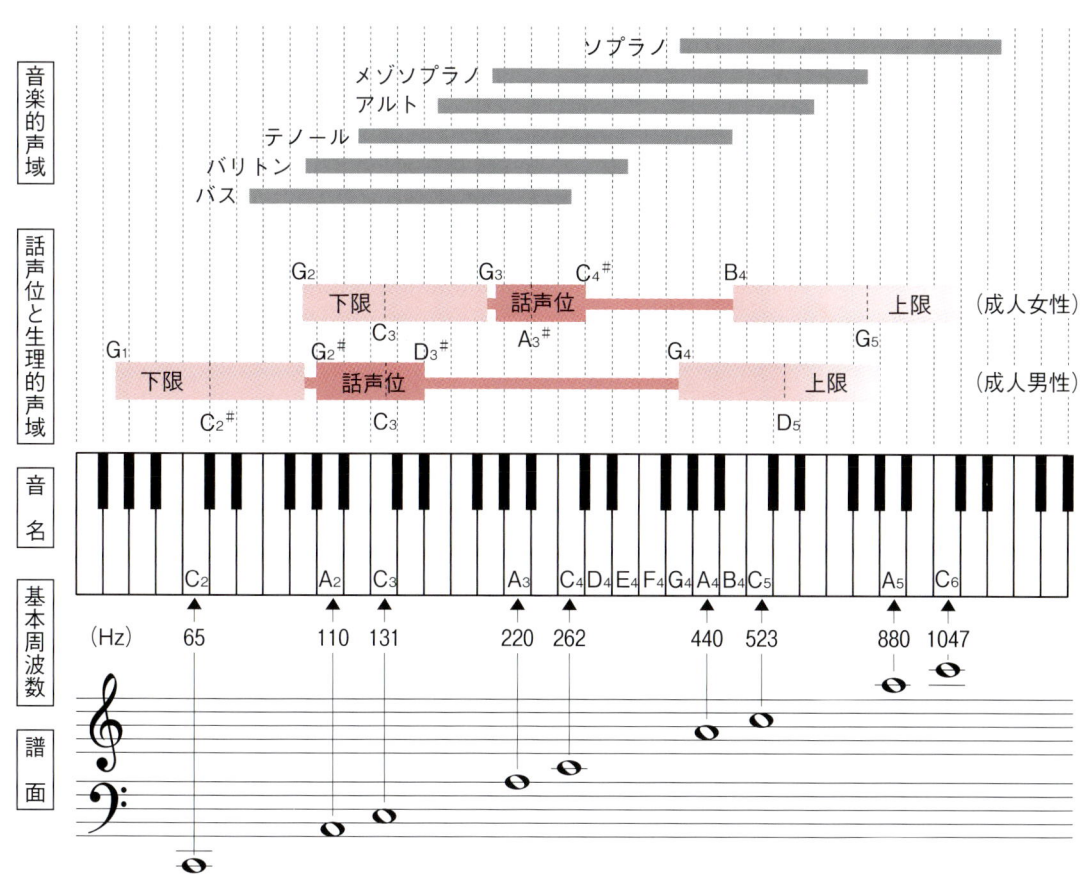

図6　音楽的声域，成人の話声位と生理的声域，音名，基本周波数，譜面の関係

5 空気力学的検査

*　この変換の効率とは，呼気流のエネルギー（エネルギーは物理的にいえばパワー（単位はワット）であるので，呼気パワー［W1］と表す）と，声帯のところでつくられた声の音響エネルギー（音響パワー［W2］と表す）の比＝W2/W1で表されるもので，その値が1に近いほど効率がよいということになる．

- 空気力学的検査の目的は，呼気流から声へのエネルギーの変換が，どのくらい効率よく行われているかをさぐることにある*．
- 臨床の場で，それぞれのエネルギーの値を計算するのは容易ではない．そこで発声の効率をある程度反映するものを検査することが行われる．たとえば呼気流と声との関係を調べて，呼気がどのように発声に用いられているかを推測しようとする検査法が用いられている．

A）最長発声持続時間（maximum phonation time, MPT）の測定

- 最も単純な検査法である．声門において，呼気がどの程度効率よく声に変換されるかある程度まで推測できる．

　測定法　大きく息を吸い，普通の高さ，普通の大きさで，できるだけ長く「アー」と持続発声させる．

　指　示　「大きく息を吸って，できるだけ長い時間「アー」と途切れることなく声を出し続けてください．苦しくなってもあきらめずに最後まで「アー」と出し切ってください．あなたにとって普通の声の高さ，普通の大きさでお願いします．あなたのペースで始めてください」

- 十分に説明し，必要ならば練習してから測定する．途中で励ます．
- ストップウオッチを使用し，測定は3回行い，その最大値を採用する．
- 日常生活に必要な発声能力の障害の有無を知るひとつの目安になる．正常成人の平均値男子約30秒，女子約20秒．男子では14秒，女子では9秒以下を異常とする．

B）s：z比の測定

- 最長発声持続時間と最長呼気持続時間をまとめて比較するもので，声門レベルでの呼気の利用能率を推定する目安となる．

　方　法　無声音の［s］（声門が開いている）と，有声音の［z］（声門が閉じている）を，別々にできるだけ長く続けさせて，3回のうちの最長音を比較する．これによって呼気が，声門でどのくらい声を出すのに使われているかを推定できる．

> **サイドメモ　最長呼気持続時間（maximum expiration time）の測定**
> 声門が開いた状態で，声門以外のところでせばめをつくって，どのくらい息が続くのかをみる．最長発声持続時間を決める要因の一つと考えられる呼気の持続，調整能力を知る．この値と最長発声持続時間を比べれば声門レベルでの呼気利用の能力が推定できる．
> 　測定法：声を出さずにできるだけ長い時間［s］または［ʃ］を持続させる．その他，測定方法の詳細は，A）最長発声持続時間のやり方に準ずる．最長発声持続時間と最長呼気持続時間の両方が短縮している場合には呼吸や意欲に問題がある可能性がある．

C）発声時呼気流率の測定

- 発声中，声門部を単位時間に流れる呼気の量＝呼気流率を測定して発声中の呼気の使用状態を知り，声門閉鎖状態，喉頭調節の状況を推測する．
- 成人男性で46〜222 ml/sec（平均101 ml/sec），成人女性で43〜197 ml/sec（平

均 92 ml/sec）と報告されている．

D）声の能率指数（AC/DC vocal efficiency index）の測定

- 発声の動力源である呼気は，途中に妨げるものがなければ，そのまま"まっすぐ"に流れる．いわば"直流"である．声を出すと，声門の準周期的な開閉（声帯振動）によって疎密波が生じ，呼気は"波打って"流れる．
- つまり周期をもった"交流"の部分が加わる．もし声門の閉じ方が不十分であると，直流（DC）成分の割合が多くなる．したがって，声門を通って声となる気流のうち，どの程度が交流分（AC）であるのかを両者の比，AC／DCで表せば，呼気流のうちどのくらいが音になっていくかを近似的に表すことができると考えられる．
- これを声の能率指数＝AC／DC vocal efficiency index とし，喉頭の発声効率を推定する指標としている．AC／DC比の正常範囲は0.5以上であり，1に近くなる．声門閉鎖不全例では0.5以下と小さくなる．

〔以上のA〜Dは呼気の利用状態に着目した検査で，真の意味での発声効率検査ではない〕

E）声門下圧および呼気圧の測定（発声効率を求めるために必要な情報）

- この項の最初に述べたように，呼気流から声のエネルギーの変換が，喉頭でどのくらい効率よく行われているかを知るには呼気パワーと声の音響パワーの比を求めなければならない．
- 呼気パワーは，声門へ肺から送られる呼気の圧力（声門下圧：P）と呼気流率（U）の積（P×U）で求められ，肺の音響パワーは口の前で測定した音圧（I）とみなして，発声効率を求めることが可能である．
- 声帯振動に必要な声門下圧は最低40 daPa程度とされている．ただ，声門下圧の実測は困難であるので，後述するように，発声機能検査装置に付属する気流阻止システムで測る呼気圧を近似値としている．
- いずれにしても臨床的に呼気圧の測定は声門下圧を反映し，また声門の気流抵抗の状態を知るために有意義であると考えられる．

F）総合的検査：発声機能検査装置の使用

- 発声機能検査装置として市販されている装置を用いて，発声時呼気流率，呼気圧，声の高さ，強さを同時測定することができる．呼気圧の測定のために気流阻止システム*が組み込まれている（図7，図8）．

<mark>検査の実際</mark>　測定を始める前に，①ごく簡単に発声のメカニズムの説明をし，②呼気がどのくらい効率よく声に使われているかをみるため，と検査の目的を説明する．

　鼻から呼気が漏れるのを防ぐためにノーズクリップをし，口からの息漏れを防ぐためにマウスピースをしっかりとくわえさせる．

（欄外注）

発声時呼気流率の値が異常に高くなる代表例は声門閉鎖不全である．

痙攣性発声障害では声門の強い絞扼のため呼気流率は減少する．

＊ 気流阻止システム：発声中に呼気流を約400 msec遮断し，肺内圧と口腔内圧を平衡にし，このときの口腔内圧を測定し，呼気圧として測定する．気流阻止システムによる呼気圧の平均は，男性で65.9 daPa，女性で52.7 daPaで，ほぼ20〜120 daPaの範囲にある．

気流阻止法を実施する場合には，呼気を一瞬遮断したときに頰がふくらまないよう頰を固くしてもらい，必要ならば両手を頰にあてて固定する．

　普通の声，大きい声，小さい声，高い声，低い声とさまざまな種類の声を出させて測定する．"大きい"声のときに非常に"高く"なってしまったり，"高い"声のときに"大きい"声になってしまったりすることがある．高さと大きさの違いを言語聴覚士が出し分けてみて納得させるとよい．

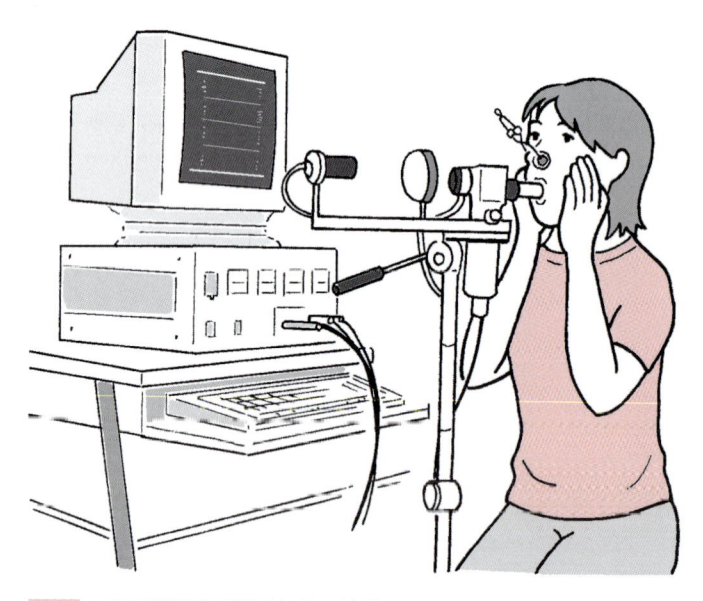

図7　発声機能検査装置とその使用

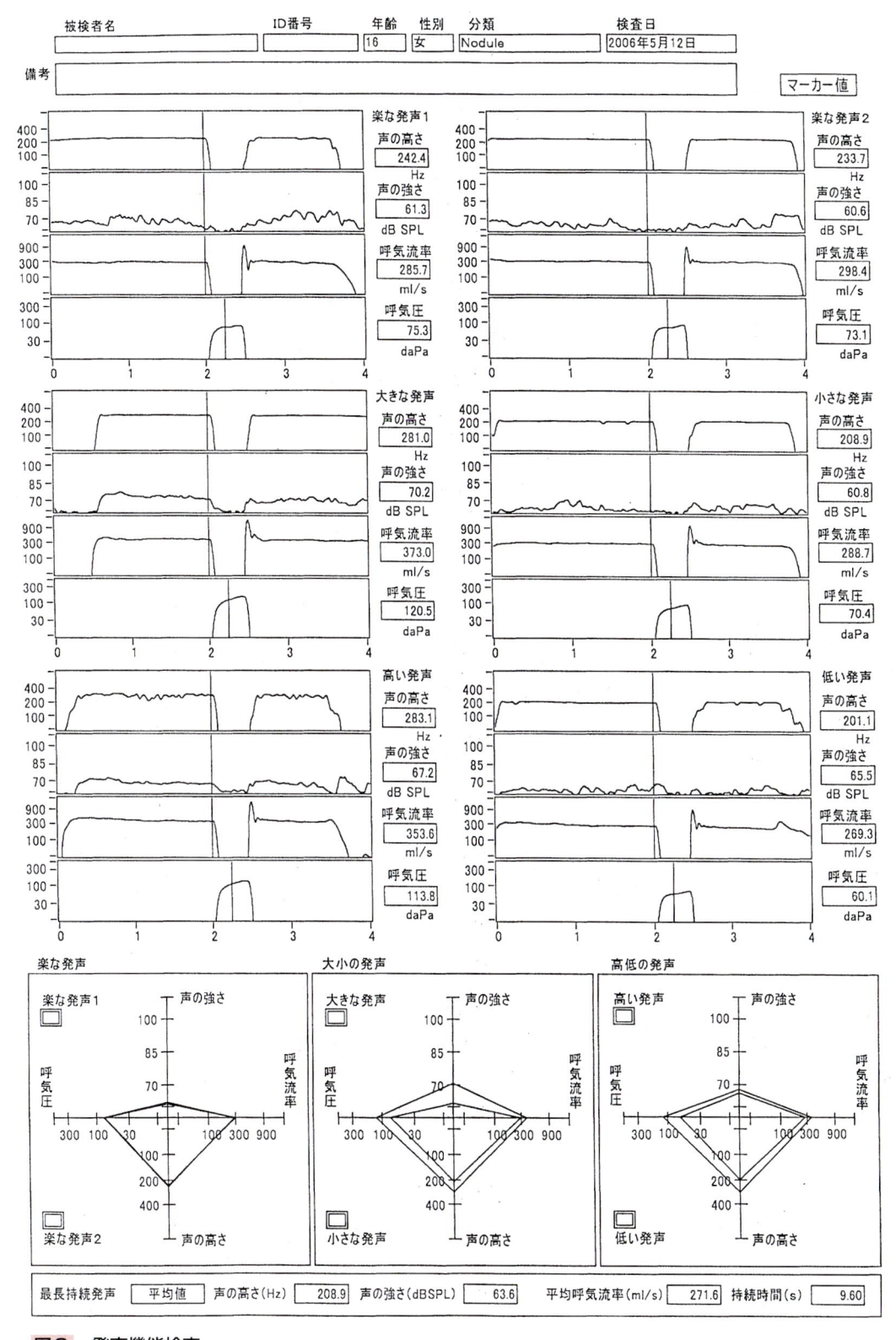

図8 発声機能検査

6 音響分析

- 高さや強さは計器で直接測定できるが，音質の測定はむずかしい．音質の異常を客観的，数量的に評価する方策として音響分析が実用化されつつある．現在では持続母音を対象として分析が行われている．

分析によって求められるパラメータ

❶ 声のゆらぎ

- 正常な声帯振動は，準周期的であり，ある程度の変動性（ゆらぎ）をもっている．
- ゆらぎには2種類ある．ひとつは音声波形の周期のゆらぎで，ジッター（jitter）と呼ばれている．もうひとつは音声波形の振幅のゆらぎで，シマー（shimmer）と呼ばれている．これらを変動指数にしたものを，それぞれピッチの変動指数（pitch perturbation quotient：PPQ），振幅の変動指数（amplitude perturbation quotient：APQ）と呼ぶ．
- 聴覚的には，このゆらぎが，嗄声，特に粗糙声との関係が大きいと考えられている．

❷ 雑音成分

- 声には気流雑音などの成分が含まれ，これが増加すると嗄声の原因となる．
- 雑音の分析としては，信号対雑音のエネルギー比（signal-to-noise ratio, SNR），調波成分と雑音成分のエネルギー比（harmonic-to-noise ratio, HNR），全音声エネルギーで規格化した雑音エネルギー（normalized noise energy, NNE）などが求められる．これらは類似した意味をもっている．

分析の実際

❶ サウンド・スペクトログラムから求める．

1) 基本周波数の変動特性，2) 振幅の変動特性，3) 調波成分の多少，4) 雑音成分の多少，5) 高調波成分の多少，などを観測することができる．

❷ 市販の分析装置の利用（図9，図10）

❸ 音響分析ソフトの利用

- 市販のソフト以外にも，インターネットで無料でダウンロードできるものもあり，パソコンに音声を取り込んで，音響分析することが可能になってきている．

サイドメモ　無料でダウンロードできる音響分析ソフト

Praat　　　　http://www.praat.org
Wave Surfer　http://www.speech.kth.se/wavesurfer/index.html

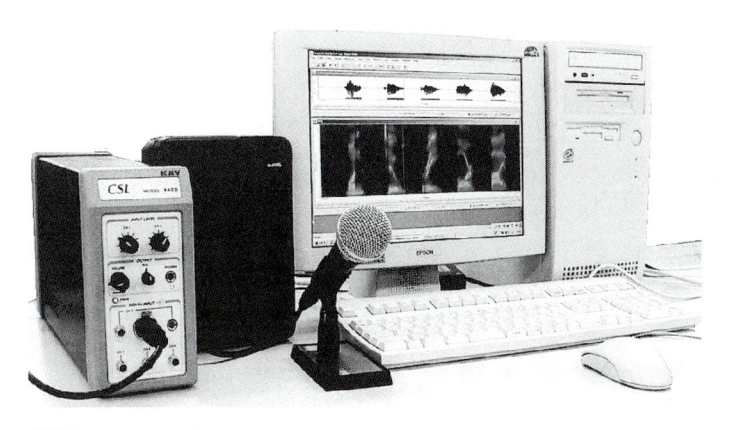

図9 音響分析装置の写真

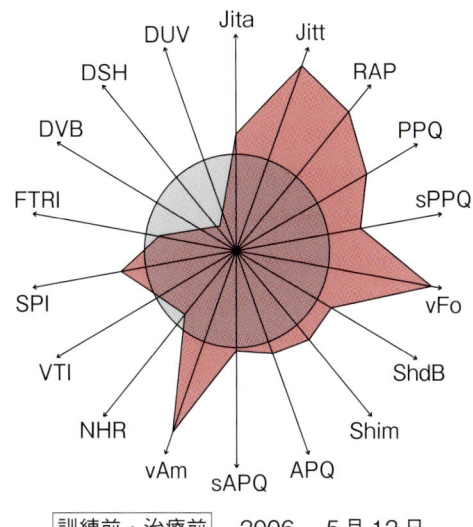

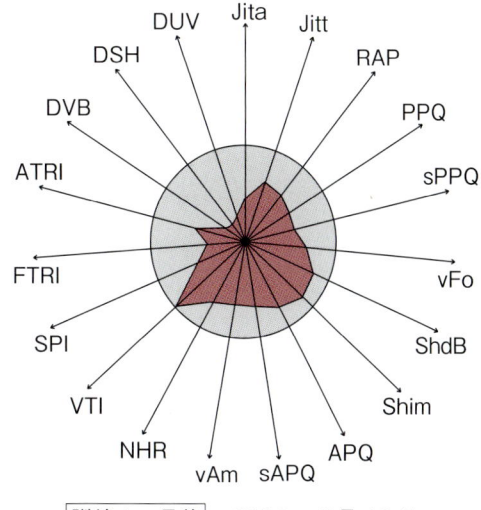

|訓練前・治療前| 2006．5月12日
G＝2，R＝0，B＝2，A＝0，S＝1

|訓練1ヵ月後| 2006．6月16日
G＝1，R＝0，B＝1，A＝0，S＝1

各パラメータを簡単に説明する．
◎ 12時方向のjitaから時計回りに6番目のvFoまで：声の基本周波数のゆらぎの程度の指標
　・jita：各周波数の平均値からのズレの絶対値（Hz）
　・jitt：上記の絶対値の％表示
　・PPQ：5周期で平滑化した基本周波数のゆらぎの％表示
　・RAP, sPPQ：上記の平滑化の程度を変えて計算したもの
　・vFo：平均値に対する標準偏差の比
◎ ShdBからvAmまで：声の波形の振幅のゆらぎの程度の指標
　・ShdB：平均値からのズレの絶対値（dB）
　・Shim：上記の絶対値の％表示
　・APQ：5周期で平滑化した振幅のゆらぎの％表示
　・その他：上記周波数のゆらぎと対応したもの
◎ NHRからSPIまで：雑音成分の程度
◎ その他
　・FTRI：振戦の程度
　・DVB：無音区間（無声区間も含まない）の割合
　・DSH：平均周波数に対する倍音(subharmonic)の比
　・DUV：無声区間の割合

図10 音響分析装置のグラフ
16歳，女性，声帯結節（グレーの円は各パラメータの正常平均値の範囲）

サイドメモ　音名と周波数（Hz）の対応

	C_0	C_1	C_2	C_3	C_4	C_5	C_6
c	16.35	32.70	65.41	130.81	261.63	523.25	1046.50
c#	71.32	34.64	69.29	138.59	277.18	554.37	1108.73
d	18.35	36.71	73.42	146.84	293.67	587.33	1174.66
d#	19.45	38.89	77.78	155.56	311.13	622.25	1244.51
e	20.60	41.41	82.40	164.81	329.63	659.25	1318.51
f	21.83	43.65	87.31	174.61	349.23	698.46	1396.91
f#	23.13	46.25	92.50	185.00	369.99	739.98	1479.98
g	24.50	49.00	98.00	196.00	392.00	783.99	1567.98
g#	25.96	51.92	103.83	207.65	415.30	830.61	1661.22
a	27.50	55.00	110.00	220.00	440.00	880.00	1760.00
a#	29.14	58.27	116.54	233.08	466.16	932.33	1864.65
b	30.86	61.73	123.47	246.94	493.88	987.77	1975.53

サイドメモ　ウエブサイト

空気力学的検査	
永島医科器械株式会社	http://www.nagashima-medical.co.jp/
ミナト医科学株式会社	http://www.minato-med.co.jp
音響分析	
HOYA 株式会社	http://www.kaypentax.pentax.jp
株式会社アルカディア	http://www.arcadia.co.jp/

入門編
第3章

音声治療を始めるにあたって

CONTENTS

1. 適応のある患者とは …………………………………… 34
2. 訓練法の選択 …………………………………………… 36
3. 適切な治療目標の設定 ………………………………… 37
4. 治療期間，日常生活への般化 ………………………… 39
5. 訓練・治療を成功に導くポイント …………………… 41

この章のPoint

- 適応のある患者について，面接や検査の結果を参照して最も適切と考えられる方法を選び，声の衛生指導や音声訓練を行う．
- 治療方針の決定をチームで行う．
- 治療目標を設定する際には，音声障害の種類と重症度，QOLの障害の程度，医学的治療の有無と期待される効果，患者の動機とニーズなどを考慮に入れる．

1 適応のある患者とは

❶ 基本的条件として，医師の診察と言語聴覚士の面接・検査によって，音声障害があると診断されていることが前提となる．

❷ さらに，原則として次にあげる条件を満たしていることが必要である．

● 音声障害が，患者の**生活の質（Quality of life; QOL）に影響を与えている**（p.14参照）．この判定には，面接や，質問紙による自己評価で得られた情報が参考となる（p.16参照）．

● 発声の仕方や発話量などが**声に悪影響をもたらしている**か将来その危険がある．

● 患者が声の問題の**改善を期待**し，音声治療に対する動機づけとニーズがある．

・音声障害があっても，患者の受診目的が悪性腫瘍の有無の判定だけを求めている場合には訓練の適応はない．また，訓練によって声の改善が期待できることや，生活上のメリットがあることを説明しても，訓練の希望がなければ適応はないと判断する．

・小児の場合，自分の気持ちを整理して伝えることがむずかしいので特に注意を要する．授業中の音読時はどうか，クラスメートから何かいわれるか，など具体的な場面をあげて質問すると本来の気持ちを把握することができる．

【例】 小学校1年生の男児の面接の実際 ……………………………
〈医師〉声のことで困ることはある？
〈患児〉ない（と首を横に振る）．
〈医師〉お母さんからみてどうですか？
〈母親〉最近，私は気になりますが，本人は何もいいません．
〈ST 〉歌うときはどう？
〈患児〉高い声が出ない．
〈ST 〉そのときどう思った？
〈患児〉なんでかなって思った．
〈ST 〉歌が好きなの？
〈患児〉好き．
〈ST 〉いい声で歌いたいなって思う？
〈患児〉いい声になるの？
〈ST 〉これからお話しすることを守って気をつけていると，いい声が出るようになると思うよ．いい声が出るなら頑張ってみようと思う？
〈患児〉うん，思う．治らないのかと思ってた．
＊この後さらに聞いていくと，声の問題のために授業中に挙手して発言しなくなっていたことなどがわかった．

- 音声治療の仮説が立てられ，治療効果が期待できる．
- 患者が医療チーム側の説明を理解し，治療目標の設定などについての話し合いに参加できること．
- 音声治療を受ける**患者側の環境が整っている**＊．
- 音声治療を行うことについて，**医師と言語聴覚士の意見が一致**＊している．
- ❸ 心因性発声障害の場合は，精神神経科医や臨床心理士とチームを組むのが理想である．
- 初回面接や訓練経過中に，言語聴覚士が日常の出来事やそれに対する感情の変化と声の変化を知ることが重要である．幻覚や妄想，深刻なうつ状態などがありそうな場合は，すぐに精神神経科を紹介する．
- 音声が改善しても，精神的なストレスをもたらす日々の出来事を切々と訴えるような場合は，音声治療の目標を達成したことを確認し，臨床心理士の役割が大きいことを説明して紹介する．

サイドメモ ＊ 患者側の環境

音声治療の必要性を患者が理解しても，仕事，育児，親の看病などのために多忙で定期的な通院が困難な場合，あるいは精神的な余裕がなく声のことを意識して生活することがむずかしい場合などでは，治療を続けても効果が上がらない．治療開始後にこのような状態が明らかになった場合には，いったん治療を中断して，環境が整った段階で再開することも考える．

サイドメモ ＊ 医師との連携

医学的治療が優先される疾患が確認される前に，音声治療が始められる危険もないとはいえない．
進行性の神経疾患の初発症状として音声症状がみられる場合があることから治療中も医師との情報交換が必要である．治療経過を医師に継続して報告し，治療方針を確認していく姿勢が重要である．

2 訓練法の選択

- 訓練法を選択する際には，第2章で述べた面接や検査の結果を十分に参照して，最も適切と思われる方法から始める．当初は試験的な治療から開始してもよい．患者の発声能力を考慮し，声帯の状態に適した発声法を指導するのが基本である．
- 言語聴覚士を含む診療チームとして，患者ごとに，音声治療についての作業仮説をもつことが必要である．
- たとえば機能性の声門閉鎖不全が認められる場合に，背景にある問題が低緊張なのか，過緊張なのかによって訓練の進め方は異なってくる．面接や検査で得られた情報を総合的に判断し，現症と訓練の目的・方法についてまず仮説を立てる．その仮説のもとに訓練を始め，途中で必要に応じて軌道修正をしていくことが勧められる．
- 同じ疾患であっても，あるいは音声障害の性質が同じようであっても，音声訓練の方法は一律とはいえない．各患者の多様なパーソナリティ，生活，目標などを広く考慮に入れて，方法を決定する．
- 声帯結節患者の場合，成人では発話量や大きめの声の制限を行うことが多いが，小児の場合，厳しい制限は一般的に行わず，適切な方法で大きな声を出せるようにする訓練を行うこともある．
- 一側性の喉頭麻痺例では，麻痺側声帯の固定位置によって声門閉鎖不全の程度は異なってくる．声門間隙が小さければ，声門閉鎖促進訓練を行うにしても，喉頭に負担をかけない楽な発声を繰り返させる場合もある．このような例では，大きな声を出そうとすると左右の声帯振動が同期せず，粗糙性嗄声が強く出ることがある．声質を保った声の大きさで話し，次の段階で声を大きくすることなどを勧めるとよい．
- 声門間隙があまり大きくない声帯溝症や老人性喉頭でも，同じことがいえる．ただし，これらの例については，筋膜移植や脂肪注入などの手術的治療が選択される場合も少なくない．
- 男性ホルモン治療によって，男性化音声を来たした女性では，無理に高い話声位で話させようとすると疲労感が増す例がある．話声位を上げることだけにかかわらず，女性らしい話し方の工夫などもアドバイスする．
- いくつかの要因が組み合わさって音声障害を呈している例がある．
- 喉頭麻痺や声帯溝症などによって声門閉鎖不全がある例で，さらに過度の代償による声門上腔の絞扼が合併していることがある．このような場合には，まず過緊張性発声に対するアプローチを行い，次に声門閉鎖促進訓練を加えていくとよい．
- それぞれの訓練法によって，声道の状態，声門閉鎖や喉頭筋の緊張の程度などが，どのように修飾されるか推測しながら訓練法を選択する．
- 効果があると予測されるいくつかの方法を試して（試験的音声治療），望ましい発声が最も確実に得られる訓練法を採用するのが実際的である．
- 患者自身が音声を的確に評価できるようにするため，聴覚訓練は必須である．

3 適切な治療目標の設定

- 次にあげるような項目を考慮に入れて,一人ひとりの患者の治療目標を設定していく.
    1) 音声障害の種類とその重症度
    2) 患者のQOLの障害の程度
    3) 医学的治療の有無と期待される効果
    4) 患者の動機付けとニーズ
- 機能障害,活動制限,参加制約の各側面の目標を考える(表1).
- 声の多用,乱用が音声障害の原因と考えられる例では,治療によって回復した機能を維持し再発を予防するために,声の衛生について理解して行動できるように指導していくことが目標に含まれる.
- 理想的にいえば,治療の目標の設定は,診療チーム特に言語聴覚士との話し合いを通じて,患者自らが選択していくことが望ましい.そのためには診療チームから患者に十分な情報を提供し,的確な説明を行わなければならない.この場合,次のようなことが重要である.
- 診断と医学的治療を担当する医師,特に耳鼻咽喉科医との連携が欠かせない.
- チームの構成員は患者の病態とニーズによって異なる(表2).
- 治療方針の決定をチームで行うことにより,診断と治療方針について各構成員が納得していることが重要である*.
- 声の衛生指導や音声訓練の場において,患者は,それまで自分が無意識に行っていた行動や習慣化した行動を意識化し,観察し,コントロールすることを求められる.これは,患者自身が常に治療目標と方法を正しく理解し,動機づけ(モティベーション:"やる気")を高く保っていないと実行できない.
- 患者のモティベーションを高め,これを保つためには,言語聴覚士が患者の行動変容に対する努力を評価し励まして,患者が積極的に治療に参加するように促すことが大切である.
- 治療方針についての患者の理解をさらに確かなものにするために,チームの各メンバーから必要に応じて何度でも患者に説明する.

* こんなことはないですか?チーム内でコンセンサスが得られていない例:
・術後の声の絶対安静期間や退院後にどの程度話してよいかということについて,医師と言語聴覚士が異なることを患者に伝える.
・薬物療法や外科的治療の適応がないという理由のみで言語聴覚士が訓練を依頼され,明確な治療の仮説をもたないまま言語聴覚士が訓練を続ける.

表1 声帯結節の小学校教諭における目標設定の例

	現在の状況	目標
機能障害	声帯結節	結節の消失
活動制限	・嗄声 ・高音域が出ない ・声を出すと疲れる	症状の消失
参加制約	・音楽の授業ができず代わってもらっている ・喉が疲れるため休日に友人と会えない	・どの授業も担当できる ・友人と会話を楽しめる

再発予防のために必須の目標 ➡ 声の衛生を理解し，実践ができる

表2 頻度の高い紹介先

	症状・ニーズ等	紹介先
耳鼻咽喉科以外の診療科での治療が必要	胃食道逆流症 心因性失声症 神経疾患等 喉頭麻痺の原因精査	消化器内科・外科 精神神経科 神経内科 心臓外科
他職種の援助が必要	緊張が強い 社会的支援が必要	臨床心理士 メディカルソーシャルワーカー
医療機関以外の関係者の協力が必要	患児が学童 歌唱指導を希望	学校や職場の関係者 歌唱指導家

4 治療期間，日常生活への般化

治療期間

- 声の衛生指導はなるべく早期に開始する．
- 音声訓練の開始と終了の時期は医学的治療（薬物療法や外科的治療）の有無とその時期によっても異なる．
- 治療終了時期は一般的に，治療目標が達成されたとき，または患者が訓練によって身につけた能力やコツを維持できると判断されたときである．

> **サイドメモ** 各種の治療の組み合わせによる音声訓練の実施時期
>
> ・声帯結節例では声の衛生指導を早期に開始する．外科的治療を組み合わせる場合は，手術後に再度声の衛生指導と，必要に応じて音声訓練を行う．
> ・喉頭麻痺例には発症後早期から訓練を開始する．声門閉鎖促進訓練が有効であるのは発症後半年程度までである．
> ・痙攣性発声障害で音声訓練とボツリヌストキシンの注入治療を行う場合，音声訓練をあらかじめ行い，ある程度発声をコントロールできるようになってから注入治療を受け，注入の効果が薄れてきたころに訓練で可能になった発声のコントロールを再度用いるように促すのが効果的である．

日常生活で使われる声への般化

- 目標とする発声が訓練室内での課題で可能になった段階で，日常会話場面で自動的に般化することは必ずしも多くない．言語聴覚士は当初から般化を考慮に入れて訓練を行うべきである．
- 望ましい発声をめざして指導・訓練していく際に，最初は誘導の要素を多くし次第に減らして，誘導しなくても発声できるようにする．さらに，必要に応じて負荷をかけても望ましい発声が保てるようにする（表3，表4）．
- 的確なフィードバックができるように導いて，患者が自分の声や声の出し方を正しく評価できるようにする．声の聴覚的評価，発声時の喉頭の感覚からの評価，機器を使用した評価などを組み合わせていくとよい．詳細は次章で述べられる．
- 課題のレベルをいろいろに変え，望ましい反応を繰り返させる（表3）．
- 一般的には，母音の持続発声→母音の組み合わせ→単語→短文→文章→統制された会話→自由会話の順に行うことが多い．ため息発声などを用いる場合は，母音の前にハ行音の持続発声や語頭音がハ行音の単語を用いる．
- 日常会話への般化を段階的に進める．実際の生活に即した場面を設定して，ロールプレーなども組み込む．たとえば，クレーム対応の電話対応や，小児の場合は兄弟げんかを想定した発声なども行う．

表3　各課題における刺激のコントロールと課題の難易度

誘導と負荷	斉唱	復唱	音読	自発話
言語聴覚士の声の大きさ	大 ▶ 小			
言語聴覚士の発話速度	遅い ▶ 速い		遅い ▶ 速い	
「ゆったり吸って」などの口頭での誘導	多 ▶	▶		▶ 少
うなずきによる発声開始の合図などの口頭以外での誘導	多 ▶	▶	▶	少

易 ──────────▶ 難

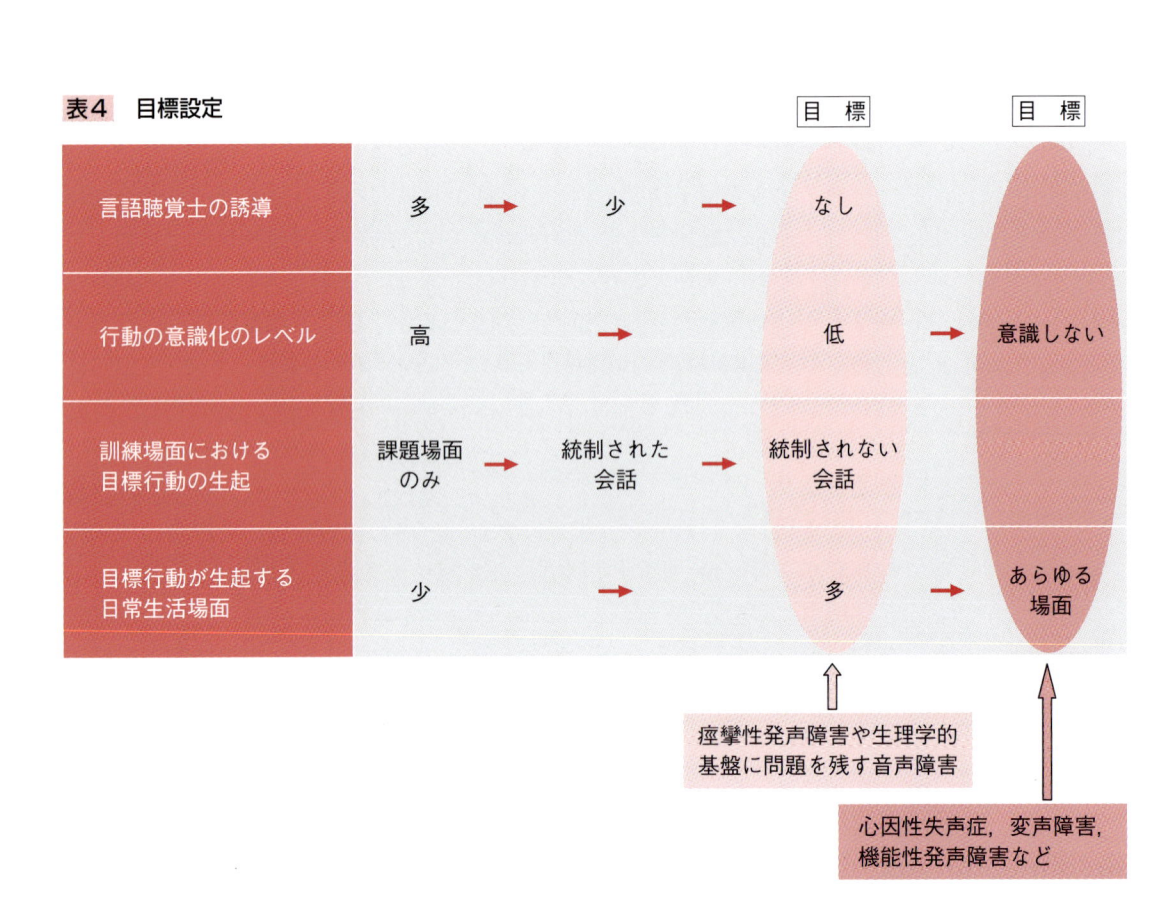

表4　目標設定

			目標	目標
言語聴覚士の誘導	多 →	少 →	なし	
行動の意識化のレベル	高 →		低 →	意識しない
訓練場面における目標行動の生起	課題場面のみ →	統制された会話 →	統制されない会話	
目標行動が生起する日常生活場面	少 →		多 →	あらゆる場面

痙攣性発声障害や生理学的基盤に問題を残す音声障害

心因性失声症，変声障害，機能性発声障害など

5 訓練・治療を成功に導くポイント

言語聴覚士の臨床能力の向上

- **評価・訓練計画作成の能力**：発声の生理について十分な知識をもったうえで，各種の検査を正確に実施し，その検査結果と面接により得られた情報や会話の観察などを総合的に評価し，治療方針について適切な仮説を立てられること（表5，表6）．
- **カウンセリング能力**：言語聴覚士は心理カウンセラーではないが，臨床家は誰でもカウンセリングの知識をある程度もち，患者・患児の心情を理解しようと努めるべきである．実際，言語聴覚士はどの分野の臨床においても，情報収集，患者や家族への説明，訓練において，その能力を使っている．特に，音声障害患者は内的な葛藤や不安をもっていることが多く，そのことが声にも少なからず影響を与えることから，音声訓練を行う言語聴覚士はカウンセリング能力を高めなければならない．
- **発声の誘導の能力**：訓練法の選択が正しくても，その実施方法が優れていないと最大限の効果が得られない．

チーム作り

- 施設内のチームでは職種間のコミュニケーションを活発に行う．
  施設内に必要な構成員がいない場合は，他施設も含めてチームを組む．

問題点の再検討

- うまくいかないときは診断から治療までのプロセスのどこかに問題点があるはずである．チームで以下のポイントを再検討し，問題点を発見し対処する．
  - * 複合した原因を全て把握した上で治療計画を立てているか？
  - * 治療方針についてチームのコンセンサスが得られているか？
  - * 高すぎる治療目標を設定していないか？
  - * 患者と医療チームで治療目標にズレがないか？
  - * 患者は治療に積極的に参加しているか？
  - * 治療の頻度が少なすぎないか？
  - * 治療のステップが粗くないか？

表5 課題設定時に考慮する項目（過緊張性発声除去の訓練例）

要因	易 →		難
発声持続時間	短く → 長く		
抑揚	平板 → 下降ピッチパタン	→	上昇ピッチパタン
声の大きさ	小さく → 大きく		
音の種類	母音 → 子音 子音 　　有声 → 無声 　　摩擦, 破擦, 破裂音以外 → 摩擦音 → 破擦音, 破裂音 （ハミングを用いる場合）　鼻音 → その他の音 （ため息法を用いる場合）　ハ行音 → その他の音		
構音	柔らかく → ふつうに		
モーラ数	少なく → 多く		
発話速度	ゆっくり → ふつうに		
日常生活のシミュレーション	なし → あり		

表6 課題設定時に考慮する項目（硬起声除去の訓練例）

要因	易　　　　　　　　　→　　　　　　　　　難
発話の長さ	単音節 → 母音の組み合わせ → 単語 → 文 → 文章
アクセント型 （東京方言の例）	1型以外「飴」あめ → 1型「雨」あめ
音の組み合わせ	引き音「言い合い」/iHai/ → 「居合い」/iai/ → 「いっぱい」/iqpai/ 撥音「暗記」/aNki/ → 「飽きる」/akiru/ → 「あっけ（にとられる）」/aqke/
発話速度	ゆっくり → 速く
発話形式	復唱 → 音読 → 自発話
感情	こめない → こめる

注）単語や呼気段階の最初の音を母音で設定する

実 践 編

第1章

音声治療の一般的原則

CONTENTS

1. 音声治療の概要 …………………………………… 44
2. 音声治療の流れ（1）〜（4） …………………………… 45
3. 音声治療の流れ（5）〜（6） …………………………… 47

▼
この章の
Point

- 音声治療は，喉頭の視診に始まり喉頭の視診に終わる．
- 音声治療技法の選択は，試験的音声治療の効果を確認しながら行う．
- 「運動学習の原理」に基づいて音声治療を行うのが効果的である．

1 音声治療の概要

- 音声治療は，図1に示す流れに従って行う．
  - **(1) 喉頭の視診**：実際の発声時の喉頭の状態を確認する．
  - **(2) 試験的音声治療**：理論的に有効だと考えられる音声治療技法を喉頭ファイバースコピー下に施行し，有効性を確認する．
  - **(3) 音声治療技法の選択**：それぞれの患者に有効な治療技法を選択し，音声治療の治療方針を決定する．
  - **(4) 患者への説明**：患者の喉頭の病態と音声治療の必要性を説明する．
  - **(5) 実際の訓練と原則**：運動学習の原理に従って行う．
  - **(6) 再診と経過の観察**：一定のセッションが終了したら，喉頭の視診を行い，音声治療を終了するか継続するかを検討する．

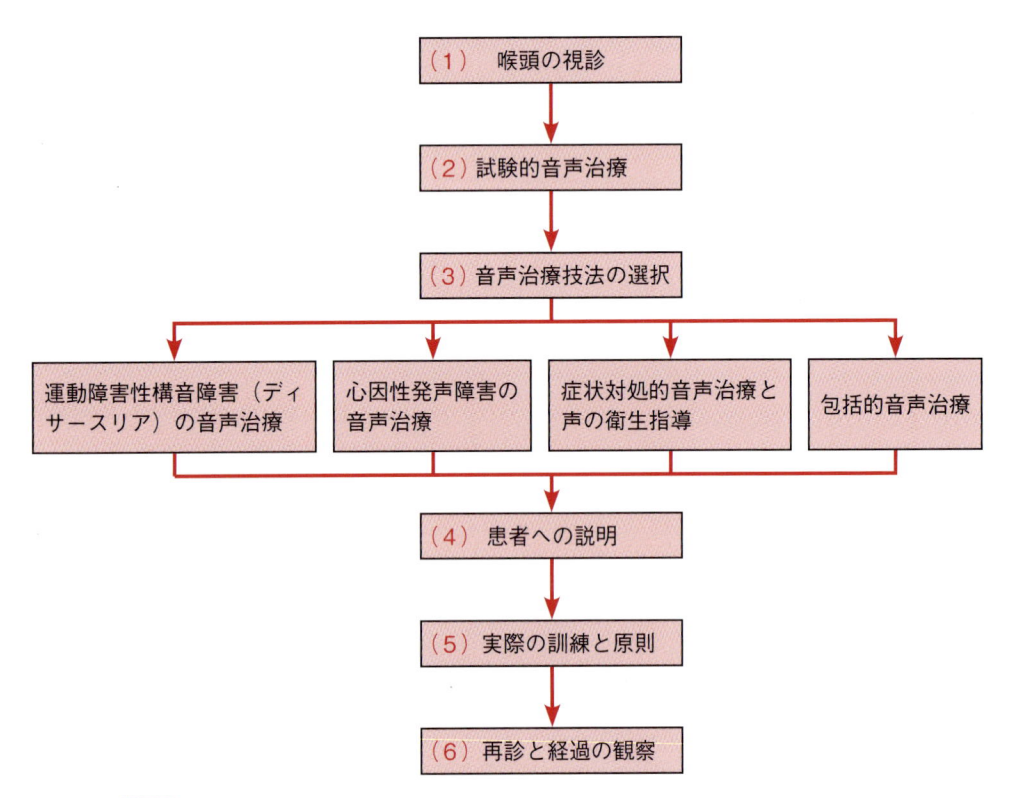

図1 音声治療の流れ

2 音声治療の流れ（1）〜（4）

（1）喉頭の視診

- 音声治療は，患者の喉頭を確認することから始まる．
- 言語聴覚士は音声治療を始めるにあたって，患者が発声時にどのように発声しているのか自分の目で確認しなければならない．
- 喉頭の視診ができない状態で音声治療を行ってはいけない．
- 耳鼻咽喉科医と同席していっしょに確認することで，より客観的な判断ができる．

（2）試験的音声治療

- 患者の喉頭の病態から理論的に音声治療技法を選択できるようになるのが望ましい．
- しかしながら，同じような原理に基づく音声治療技法は種類も多いので，慣れないうちは実際の選択はむずかしい．その場合，実際に喉頭ファイバースコピー下に理論的に考えられる音声治療技法をいくつか試験的に施行してみる．
- 試験的音声治療技法のうちから，喉頭ファイバースコピー下に改善が認められ，さらに聴覚心理的にも改善することを耳鼻咽喉科医といっしょに確認できれば，それを実際の訓練の第一選択肢とする．

（3）音声治療技法の選択

- 音声治療技法の選択肢は，大きく4つに分かれる（図1）．
- 訓練の対象が，運動障害性構音障害（dysarthria：ディサースリア）の場合と，音声障害の原因が心因性であることが強く疑われる場合は，それぞれに適した音声治療技法を用いる．
- それ以外の音声障害の音声治療は，大きく2つの考え方がある．
- 一つは，現在の音声の聴覚心理的な異常そのもの（声帯の緊張に関連した声質，声の高さ，声の強さなどの音声症状）を改善するという原理に基づいた方法で，総称して**症状対処的音声治療**と呼ぶ．症状対処的音声治療の適応は，聴覚心理的に異常の認められる音声障害ということになる．
- もう一つは，音声をつくりだす過程（呼吸・発声・共鳴）の総合的な調節能力が低下したため現在の音声の異常が起こっている，という考え方に基づいている．この考え方では総合的に音声をつくりだす過程（呼吸・発声・共鳴）の調節能力を高めることで結果的に音声の異常を改善できると考えている．これを**包括的音声治療**と呼んでいる．
- 包括的音声治療では，病的な音声だけでなく正常音声であっても訓練を

することによって，さらに望ましい声になる．また音声障害の予防的意味合いもあると考えられている．したがって訓練の適応は音声障害だけでなく対象が幅広い．また音声症状とは直接関連しないので，声帯の緊張を高めるか緩めるかというような手技の選択をする必要がない．極論するとどのような音声障害にも適応があるといわれている．

（4）患者への説明

- 正常な発声のメカニズムと患者の現在の病態について，患者の喉頭ファイバースコピーの録画や喉頭の模型などを用いながら患者に具体的にわかりやすく説明する．
- 患者に試験的音声治療で有効であった音声治療技法の原理と音声治療の必要性を説明し，訓練の意思確認を再度行う*．

サイドメモ　＊　訓練の意思確認

アメリカの先行研究では，音声治療の初回セッションから6回目までに通院しなくなる患者は16〜18％，11回目までに25％，さらにその後14回目までに通院しなくなる患者が10％にのぼると報告されている．音声治療の必要性の強調と訓練意欲を常に高める必要がある[2]．

サイドメモ　包括的音声治療と症状対処的音声治療

包括的音声治療とは言い方を変えれば，日常生活への般化を含めて系統的にプログラム化された訓練法ということもできる．包括的音声治療では，訓練前後で比較すると明らかに音声は改善しているのだが，具体的に何が効いたのかはわかりにくい．まさにじんわり効いているともいえる．

一方の症状対処的音声治療は，訓練の原則は示されているが，般化までのプログラムは言語聴覚士の判断にまかされているところがあり，何をどこまでやったら次に進むか具体性に欠けるところがある．つまり，それほど系統的にプログラム化されてはいない．したがって訓練室での改善は大きいように感じられるが，日常生活への般化はむずかしい印象を著者はもっている．

包括的音声治療も症状対処的音声治療についても，生理学的な根拠や実証的な研究はまだそれほどあるわけではない．そういう意味では，どちらが優れているという議論はできないし，あまり意味がない．したがって言語聴覚士はどちらかの方法だけに習熟するのでなく患者に応じて適宜使い分けできるように技術の向上に努めるべきである．

音声障害の重症度の高い患者では包括的音声治療は，目にみえる改善は少なく時間もかかる印象をもっている．重症度が高い患者には，症状対処的音声治療の方が少なくとも訓練室での改善は大きいように思われる．音声障害の重症度の高い患者は，先に症状対処的音声治療である程度の音声症状を改善してから，包括的音声治療に移行するか，包括的音声治療を行いながら患者の音声症状に応じて症状対処的音声治療も適宜取り入れる方が高い効果が得られる印象をもっている．

3 音声治療の流れ（5）〜（6）

（5）実際の訓練と原則

- 音声治療は**発声行動の変容法**なので，心理学でいう「学習理論」に基づいて，新たに望ましい発声法を獲得させるということができる．「望ましい発声」という運動をどのようにして学習するかという「運動学習」でもある．
- 運動学習では学習段階を3段階に分け，各段階で効果的に関わり方を変えていく．

認知段階
「何をするか（what to do）」という明確な理解を学習者に促す過程である．

連合段階
「どうやって行うか（how to do）」を実際の練習のなかから運動の誤りや目標に無関係な運動を減らしながら調整していく過程である．

自動化段階
「いかにうまくやるか（how to succeed）」ということで，練習を通して学習者の運動の意識的な努力から自動化（無意識化）に移行していく過程である．

- 音声治療におきかえると，まず訓練室で「望ましい発声」とは何かはっきりさせ，訓練を繰り返しながら「できるようになった発声」にし，さらにそれが日常生活で「いつでもしている発声」に変容させていく過程でもある．
- そのためには，言語聴覚士は各段階を見極めて，訓練の頻度，量，難易度，患者の発声に対するフィードバックの仕方などを適宜変えていく必要がある．

1週間にどのくらいの頻度の訓練が必要か？
- 従来の教科書では，1週間に1〜2回の頻度で10〜15セッションとされてきたが，経験によるもので根拠はない（通常2〜3ヵ月）．
- 運動学習の先行研究によると，1週間に1回の訓練では，訓練室でのみの運動はできるようにはなるが，永続的な般化はむずかしいとされている．
- 我々の研究では少なくとも1週間に5回以上の訓練頻度が日常生活への般化に寄与すると考えられる（図2）．

1セッションあたり，患者が実際に発声する回数はどのくらいか？全体で何回ぐらい必要か？
- 実際に1セッション（20分間とすると）あたり，患者に実際に発声させる回数は，50〜70回程度である（著者を含めた数人の言語聴覚士の

平均）．仮に 15 セッション実施したとすると，患者は実際に 750 ～ 950 回の発声をしたことになる．
- 著者らの研究では，日常生活への般化のためには少なくとも 1500 回以上の総発声回数が必要と示唆された（図 3）．1500 回以上の発声回数を満たすためには，訓練室だけの発声練習では足りないことになる．
- 発声練習の家庭学習が必要となる．目安は総回数 1500 回以上で，1 日 50 回の家庭学習として 30 日間続けることが大切である．

患者が発声するたびにフィードバックが必要か？（図 4）

- 実際の訓練場面では，患者が発声するたびに毎回，「今はこうだった」とか「もう少しこうしたほうがよい」と口頭でフィードバックを与えがちだが，かえって般化を阻害する．
- 認知段階で仮に口頭フィードバックをした方がよい場合でも，一度に細かくあれこれと指示をしない．学習が混乱する可能性が高い．
- 段階が進むにつれ，むしろフィードバックの回数は控え，5 回に 1 回程度，要約的にフィードバックをするほうが望ましいとされている．
- 毎回のフィードバックは，患者に考える（認識させる）時間を与えず，訓練室での即時的な効果しかもたらさない．
- 新しい発声法の日常的な般化のためには，患者が自分で考えながら実際に発声してみる過程が重要である．必要以上のフィードバックはかえってマイナスとなるので注意しなければならない．

同じ課題を繰り返したほうがよいのか？それともランダムに課題を並べるべきか？（図 5）

- 同じ課題を繰り返すと訓練室での即時効果は高いが，永続的な般化はむずかしい．理由として精神的な慣れや疲労による学習効果の低下が考えられる．
- 目標とする発声法は同じでも，できるだけいろいろな訓練法をランダム

サイドメモ　包括的音声治療への移行

近年，アメリカでは症状対処的音声治療から包括的音声治療にシフトしつつある．症状対処的音声治療のほとんどが事例報告に基づくいわゆる専門家の意見というものが多く，科学的な根拠が弱いということが大きい理由である．

1990 年代からアメリカでは音声治療に科学的根拠を求める考え方が定着してきた．日常生活への般化という観点からすると，症状対処的音声治療は訓練室での改善は認められるが，日常生活へどのように般化するのかという道筋があまり示されていない．つまり，言語聴覚士によって治療効果に差が出る可能性がある．誰がやっても同じ結果が得られるようにきめ細かくプログラム化された包括的音声治療のほうが言語聴覚士にとっても安心できるという背景があると思う．

また，ほとんどの包括的音声治療がだいたい 8 ～ 10 セッションで終了できるようになっており，保険診療の上限とほぼ同じであることも大きな理由である．医療経済上の問題からアメリカでは保険診療費の抑制策がとられ，音声治療を保険でカバーできるのは 8 セッション程度とされている．正当な理由がない限り，それ以降は患者の全額負担となることが多い．

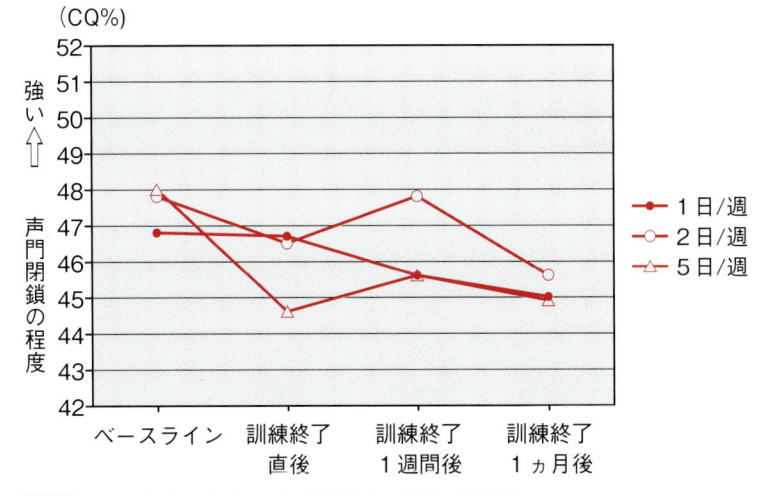

図2 音声治療の頻度と声門閉鎖度の推移（平均）
声帯の緊張を緩める音声治療を週1回，週2回，週5回（1セッション50回で総数500回（10セッション）の発声練習）実施したときの声門の閉鎖状態の推移を示す．3グループともベースライン期では有意差はない．週1〜2回グループは，各期での差は認められなかった．週5回グループのみ，訓練終了直後と訓練終了1ヵ月後でベースライン期よりも有意に声門閉鎖度が低くなった（文献15より改変）

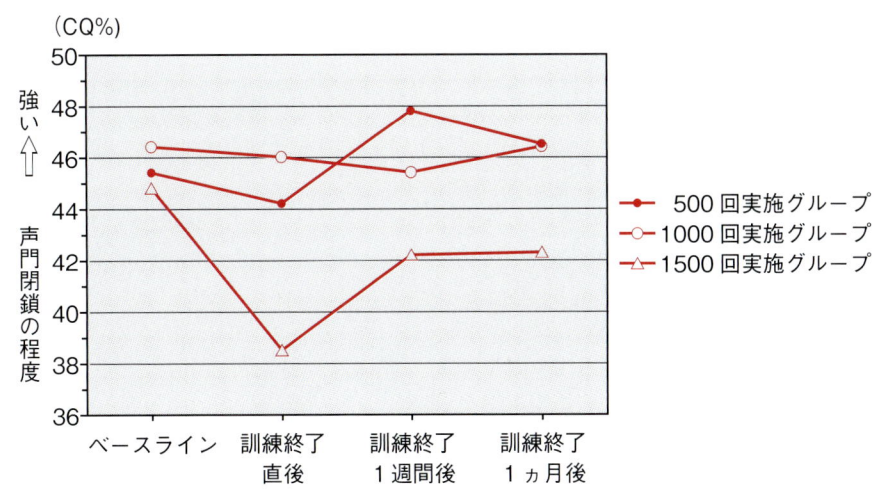

図3 音声治療の回数と母音の声門閉鎖度の推移（平均）（音声治療では実際に母音の練習は行っていない）
1セッションに50回の発声練習で総数500回（10セッション），1000回（20セッション），1500回（30セッション）声帯の緊張を緩める音声治療を実施したときの声門の閉鎖状態．総数500〜1000回グループでは，各期で有意差は認められなかったが，1500回グループでは，訓練直後は有意に声門閉鎖度が低くなり，さらにその傾向は1週間後，1ヵ月後も続いた（文献15より改変）

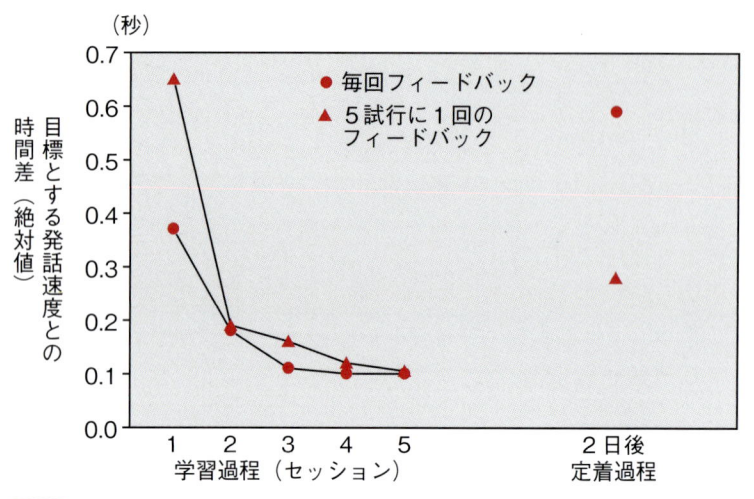

図4 口頭フィードバックの頻度と学習の定着
発話速度の調節訓練における学習過程を示す．縦軸は目標とする発話速度との時間的なズレの平均（5回分）を示している．横軸は1セッションを5回として計5セッション（25回），および総セッション終了2日後の状態を示している．●はセッションごとにフィードバックを口頭で要約的に与えたグループで，▲は5セッションごとにまとめて要約的にフィードバックを与えたグループである．最初の5セッションでは，セッションごとにフィードバックを与えた方が学習効果は高いがそれ以降はほぼ同じような学習過程を経過する．しかし，2日後の学習の保持（定着）段階では，毎回ごとのフィードバックよりも5回に1回程度，要約的にフィードバックを与えると学習が保持されることがわかる（文献1より改変）

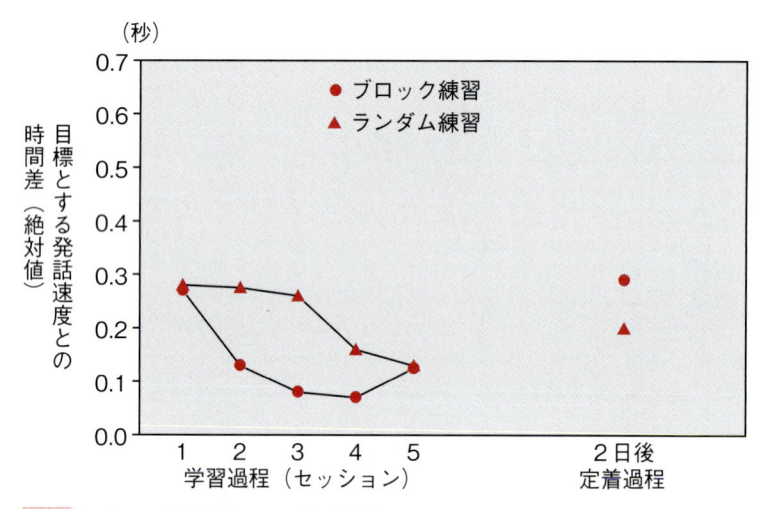

図5 ブロック練習とランダム練習
発話速度の調節訓練で，●は5セッションごとに目標とする発話速度を設定して訓練を行ったグループである．▲は，目標とする発話速度はセッションごとにランダムに変えて訓練を行ったグループである．学習段階では，5セッションごとに目標設定をした方が学習効果は高いが，2日後の学習維持段階ではランダムな目標設定の方が定着はよいことがわかる（文献1より改変）

に試みたほうが般化しやすいとも考えられる（アメリカでは，マシンガンアプローチやショットガンアプローチと呼ぶこともある）．

各段階におけるポイント

<u>認知段階</u>

- 言語聴覚士は，患者にとって「望ましい発声」がどういうものか口頭で具体的に説明し，理想的な発声のモデルを実際に提示する．ビデオや喉頭模型などの視覚刺激を使うとよい（視覚刺激の利用）．
- 患者に「望ましい発声」がどのようなものか，そのためにどのような練習をするのか言語化させる（患者の認識の確認）．
- 患者に実際に発声させて，「望ましい発声」とどこが異なっているか自分で評価させる（患者の認識の確認）．
- 訓練初期には，訓練室での効果があがるように同じ課題の繰り返し練習を行い，毎試行（発声）ごとにフィードバックを行う．
- フィードバックは，一つの目標行動に対して結果のみを伝える（悪い例：顎が上がって，舌が後退していて喉に力が入っているなど．よい例：舌尖が前歯についているかどうかなど）．
- 訓練の注意や集中をそらすものや関係のない環境刺激を減らすようにする．

<u>連合段階</u>

- ビデオなどの視覚刺激よりも患者自身の固有感覚（たとえば振動感覚など）を強調し，実際の「発声した感じ」を強調する（視覚刺激から固有感覚への移行）．
- 同じような誤った発声を繰り返すときのみ，修正する．
- 毎試行（発声）ごとのフィードバックから5回に1回程度のフィードバック頻度に変えるか，一定の基準を超えた誤った発声法をしたときのみのフィードバックに変える（永続的な般化）．
- 訓練の課題に多様性をもたせたり，訓練順序をランダムに変える工夫が必要である（永続的な般化）．
- 家庭や職場などでの般化のために準備を始める．訓練中にあえて注意や集中をそらしたり，訓練に関係のない環境刺激を徐々に増やしていく．

<u>自動化段階</u>

- 患者自身の適切な自己評価や自己修正を促す．
- さまざまな場面での発声を試み，一定の「望ましい発声」ができるようにする（永続的な般化）．

（6）再診と経過の観察

- 一定の回数のセッションが終了すれば，必ず喉頭ファイバースコピーで，発声時の喉頭の状態を耳鼻咽喉科医と確認する．できれば，初診時，訓練期間の半ば，最終セッションで確認する．少なくとも初診時と最終セッ

ションでは喉頭の視診を必ず行う．
- 訓練経過のなかで聴覚心理的に音声の増悪傾向が認められるか，患者の疼痛の訴えが続く場合には，訓練回数に関係なく喉頭の視診を行い，喉頭の病態の確認をする．
- 視診の結果，医学的処置が必要であれば，医学的処置を優先させる．炎症所見が認められれば，消炎治療を行った後，耳鼻咽喉科医の同意のもとで音声治療を再開する*．

サイドメモ ＊**耳鼻咽喉科医との連携**

　喉頭の視診には耳鼻咽喉科医とのチームアプローチが欠かせない．アメリカでは，州によって言語聴覚士が単独でファイバスコピーやストロボスコピーを治療目的に使用することが許されている．しかし，そのような状況でも，耳鼻咽喉科医とのコミュニケーションはしっかりしている．アメリカでも音声治療の成果があがっている施設は，言語聴覚士も耳鼻咽喉科医もそれぞれの専門性が高く，相互の連携もよいのが特徴である．

実践編

第2章

間接訓練(声の衛生指導)

CONTENTS

1. 声の衛生指導の基本 …………………………………………… 54
2. 声の衛生指導のすすめかた …………………………………… 56
3. 声の衛生指導の具体的内容と指導方針 ……………………… 58

この章の Point

- 声の衛生指導とは，音声障害の要因となるような発声習慣や声の乱用を除去・回避させ，音声障害を軽減，または防止することである．
- 効果的な声の衛生指導を行うための重要な点
  ・音声障害の要因を把握する．
  ・患者に発声メカニズムと現状を理解させる．
  ・患者一人ひとりに合わせた具体的対策を立てる.
     ➡ 患者の音声治療に対するモチベーションを高めさせ，維持させる

1 声の衛生指導の基本

- 声帯に悪い影響を及ぼすような生活環境や習慣を避けさせる.
- 声の使いすぎをやめさせる.
- 声帯に負担をかけずに発声する習慣をつけさせる.
  ⇒ 何を避けなければいけないか,どういう声の使い方がよくないか(表1).
- 言語聴覚士は,患者一人ひとりについて,音声障害の要因となるような事柄や,声の使いすぎの実態を見つけ出し,それを取り除くようにはたらきかけ,またその状態を患者に維持させていかなくてはならない.
- そのためには,患者に発声のメカニズムを理解させることと,現在の声の出し方の問題点について自覚を促すことが重要である[9].

声の衛生指導の適応と意義

音声外科手術を受けた患者で,手術により声帯の器質的病変が治ったとしても,「声の出し方」という行動面の問題が残っていれば再発する可能性が高い[8].また,術後に声の衛生指導を守ったほうが,短期間で治癒するという報告もある[13,14](表2).

- 声の衛生指導は,音声外科手術を受けた患者や,声帯を傷めるような声の出し方を続けていたために器質的変化(声帯結節や接触性肉芽腫など)を生じた患者に対する音声治療の第一歩であり,大変重要である.
- 声の出し方,使い方に問題があって器質的疾患が生じたと思われる患者の場合,声の衛生指導だけで改善が得られる例もあるので[6,16,19],その結果を待ってから薬物治療や外科的治療を追加することも多い.
- とくに声帯結節や接触性肉芽腫では,声の乱用が原因となる場合が多く,声の衛生指導は疾患の改善に効果的である.
- 声帯結節など器質的疾患のある患者は,小声や柔らかい発声では声帯振動が起こりにくいため,声帯の緊張を高め大きな声を出そうとする傾向がある.この悪循環を防ぐためにも,声の衛生は重要である.
- 声帯にはっきり目につくような器質的変化が認められなくとも,声を多用する場合,その衛生指導は音声障害を予防する意味がある.
- 声を多用するケース(歌手やアナウンサー,教諭など)は,発声によって声帯を傷めるリスクが高い.正しく,安全な声の使用方法を十分に知っていれば,声帯に悪影響を及ぼす原因を,自己管理によって除去することができ,器質的疾患の予防が可能となる.

声の衛生指導にあたって大切なこと

- 声の衛生指導を行おうとしても,患者に"やる気"や協力がなければ効果はあがらない.患者に声の衛生や行動を変えていくことの必要性をしっかり理解させていくことが,声の衛生指導の鍵である.したがって言語聴覚士は,十分な情報収集とインフォームドコンセントに基づいて,患者との信頼関係が築けるように努力していかなくてはならない.

表1 声に悪影響を及ぼす要因：避けなければいけない事項

- ✗ 長時間話し続ける
- ✗ 大声を出す，叫ぶ（騒音と張り合って話す，大勢の前で，マイクを使用せずに話す）
- ✗ のどに力をいれて話す（重い物を持ったまま話す，運動時に声を出す）
- ✗ 無理な声の高さで話す，笑う
- ✗ 習慣的な咳払い
- ✗ 空気の汚れと乾燥（喫煙）
- ✗ 寝不足や過労，精神的ストレス
- ✗ 胃酸過多になる食事（胃食道逆流症のある患者の場合）

表2 声帯ポリープ術後の「声の衛生」が声の完治までの期間に及ぼす影響

●男性　○女性

声の衛生 (＋)		声の衛生 (−)
○○○○●●	〜1ヵ月	●○○○
○○○○○○●●●●●	2ヵ月	●○
○○●	3ヵ月	●●●
○●	4ヵ月	●●●●○○
	6ヵ月	●●○○
	12ヵ月	●●
	24ヵ月	○○

文献15より引用．一部変更

声の衛生を守った方が術後改善に至るまでの期間が短い．

2 声の衛生指導のすすめかた

症例ごとに，生活環境・声の使用状況・生活習慣を把握する

声帯粘膜に悪影響を及ぼす行動や環境はないか

- これまでの章でも述べてきたように，言語聴覚士は患者の評価にあたって面接を中心として情報収集を行うが，ここでは，そのなかでも喉頭疾患を引き起こす原因となるような発声行動や環境がないかどうかをあらためて把握する．
- 患者の生活環境・声の使用状況・生活習慣についての一般的な情報収集項目を表3に示す．このようなチェックリストは一見便利だが，具体的な声の乱用にはいろいろな面があるので，全てを把握するのはなかなかむずかしい．また，患者自身は，何が声に悪影響を与えているか認識していないために，自分からは訴えない場合がある．
- したがって言語聴覚士は，こうしたチェックリストに頼りきらずに，それぞれの患者特有の問題がないかを探りあてるインタビュー技術を備えていく必要がある[5]．
- 一部の患者は，喫煙本数を少な目にいったり，人間関係のストレスなどを診察時に話さないことがある．正しい情報を得るためには，こちらの価値判断を患者に感じさせないような受容的な態度で接することや，患者の表情や態度も観察することが大切である[1]．
- 小児の場合には，親や教育機関からも情報を集め，どのような場面で，どの程度声の乱用があるのかを具体的に把握する．

発声のメカニズムと現症についての説明

声帯に負担がかかる発声行動を，患者自身に認識させる．

- まず喉頭や声帯の図などを示しながら，発声のメカニズムを説明する．
- 次に患者の声帯が現在どのような状態であるのかを，正常の声帯と患者の声帯を比較してみせ，認識させる．
- 声帯は非常にダメージを受けやすい器官であることを強調し，患者の声の使い方がどのような悪影響を与えているか説明する．
- 小児の場合でも，わかりやすい絵や身振りをうまく使いながら説明することで，ある程度理解させることができる．たとえば，咳払いがどんなものであるかを理解させるために，手のひらを声帯に見立て，パチンとぶつかり合わせ，手のひらがビリビリする感覚を体験させる．

> 声の使いすぎが声帯に悪影響を及ぼすことを理解させるには，発声中，声帯が1秒間に数百回も高速でぶつかりあっている映像をみせるとよい．

表3 チェックリスト．どのようなことをきけばよいのか（適宜省略してよい）

生活環境	a）家族：家族構成や聴覚障害者の有無，家族との関係など． 　　　小児の場合，兄弟げんかの頻度など
声の使用状況	a）発症以前，発症から現在に至るまで，今後の予定
	b）場所：職場や学校，家，趣味の場など 　　環境：騒音，粉塵，乾燥の程度など 　　媒体：電話，マイクの使用など 　　時間：発話や歌唱にかけた時間 　　どのような声で：高さ，強さ，のどづめの有無など
生活習慣	a）喫煙：1日の本数，喫煙年数，副流煙の有無
	b）飲酒
	c）睡眠時間
	d）趣味：声の使用が明らかなもの（歌唱や詩吟など），喉頭の強い閉鎖が生じる運動 　　　　（エアロビクスやテニスなど）

文献1より引用，一部変更

サイドメモ　はば広い情報収集が必要

　以前，一人暮らしで社会的交流も乏しい，声帯結節患者を担当したことがある．上記のようなチェックリストをもとに，声の使用状況を探ろうとしたが，これといって声の乱用につながりそうなものはみつけられなかった．患者本人も自分は寡黙なほうだ，と訴える．しかし，よくよく話をきいてみると，毎日の朝と晩，約1時間にわたり読経をしていることが判明した．実際にその読経をきかせてもらうと，その声はピッチが低く非常に強いのどづめであった．
　このように，音声障害につながりうる要因は多岐にわたる．見落としてしまうことのないよう，患者の生活背景にそった情報収集が行えるよう努める必要がある．

3 声の衛生指導の具体的内容と指導方針

患者自身が発声行動を変えていけるよう，具体的な対策を立てる

- 「大声を出さないように」などの漠然とした指示は効果がない．どのように気をつけるのか，またどのように代償をすればよいのかを具体的に提案する．それには，声の衛生指導表[12]をわたして説明するとよい（表4）．
- ただし，声の衛生指導は，患者一人ひとりの生活にあった指導内容が必要である．したがって言語聴覚士は，この表をただわたすだけでなく，その患者固有の具体的な生活場面を考慮して重点的に指導していかなければならない．
- 声の乱用をどのように避けていくか，声の乱用に代わる有効な方法があるか，などについて患者と話し合い，声の衛生指導表をいっしょにつくりあげていくことも有効である．
- 声の乱用行為には簡単に除去できるものもあれば，そうではないものもある．声帯への影響が深刻なものや，除去，修正が容易なものを優先的に取り組ませるなど，系統立てて進める（図1）．
- 小児の場合でも声の衛生指導は重要である．しかし，患児に病識がなく，発声行動を変化させることがむずかしい場合が多いので，保護者に対しても説明と指導を行うことが重要である．場合によっては，教育機関とも連携を取り指導を行う[17]．

声の衛生指導の内容をおおまかに分けると以下の5つになる

① 声の安静

a．完全な安静（沈黙）

- 完全な安静とは，声の使用を全面的に禁止し，筆談とすることである．嚥下などのやむを得ない場合以外は，左右の声帯の接触や振動を極力避ける．
- このためには，咳払い，声を出した笑い，ハミングも禁止する．ささやき声も喉頭の過緊張を生じるので禁止とする．さらに，重いものを持ったり，いきむ動作も声帯を強く内転させるので厳禁である[15]．
- のどに引っかかっている粘液を取り除こうと咳払いをする患者も多い．そういう人には，咳払いがどれだけ声帯に悪影響を及ぼすかを説明し，咳払いをしても，ほとんど効果がないことを伝える．咳払いの代りに，息を少し押し出すようにしてから，唾液や水などをすばやく飲み込むほうが有効であることを提案するとよい．
- 完全な安静は，喉頭手術後や，急性炎症所見を認める患者に医師の指示で行い，期間は通常3～4日程度でよい．必要以上に長い期間の完全な

表4　声の衛生指導表

どのようなことを避けるか	対策として，どうすればよいか
声の使いすぎ	
長時間話をする	用件は短く．無言であいづちをうつ．聞き手にまわる
大声を出す	相手の近くで話す．マイクを使う．騒音下で話さない
咳，咳ばらいをする	水を飲む．声に出さないで飲み込む
歌を歌う	楽に出せる声で，ハミング程度にする
好ましくない声の出し方	
早口で話す	ゆっくり，ゆったりと話す
ささやき声をだす	柔らかい声を出す
不自然な高さの声をだす	楽な高さの声を使う
力みながら声をだす	のどの力をぬいて，笑いを含んだ声を出す
上肢に力を入れながら話す	体の力を抜いて話す
のどの健康にとってよくないこと	
のどの乾燥	水を飲む．寝るときにマスクをする．加湿器を使う
煙やほこり	マスクをする．禁煙する．換気する
精神や身体の健康上の問題点	
風邪	風邪の予防対策
体の疲労	十分に栄養をとり，休養をとる
精神的ストレス	勤務条件を変える 身体的問題や心理的問題を解決する

文献 12 より引用，一部変更

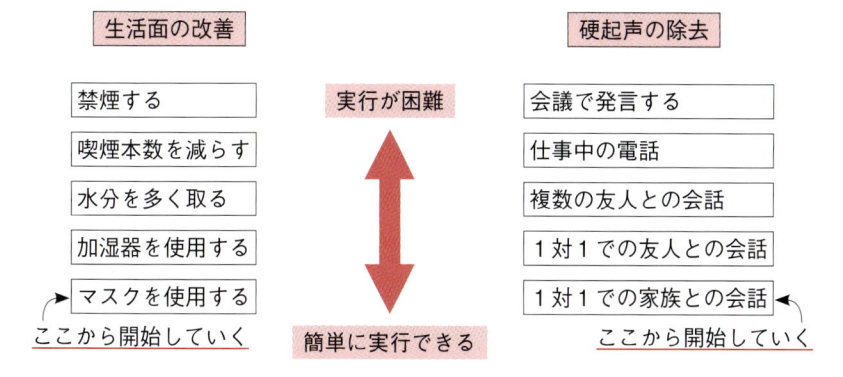

図1　生活面の改善と硬起声の除去を段階的に進めるための指針

安静は，患者に精神的苦痛を与え，発声機能にも低下が生じる場合があるといわれているので[11,15]，1週間くらいを限度とする．

b．相対的な安静

- 音声患者の発声量を制限することである．「完全な安静」期間が終了した患者や，声の多用のある患者に指導する．
- 持続発声で17分，朗読で35分を超えると声帯組織の損傷が進むといわれている[3,7,8]．
- 「長話を避け，聞き役に回ったり，無言で相づちをうつようにする」，「会話は1回5分以内，1日に15分程度にする」，などと具体的に指示するとよい．
- 「完全な安静」から「相対的な安静」へ移行していく際には，発話量と使用場面の許容範囲を徐々に広げて通常の日常生活に戻していく．たとえば，1対1の対話から1対2，1対3の会話へと相手の数を増やし，これに応じて徐々に声の大きさ，一日の発話時間などを延ばしていく，などと指導していくとよい[10]．

❷ 発声，発話のコントロール

a．大声を控える

- 隣の部屋にいる人や，1階から2階の人を呼んだりすることは禁止し，話す相手とは手が届くくらいの距離にするよう指示する．可能な場面ではなるべく，confidential voice* を使用させるとよい．
- 大勢の相手にいっせいに指示を出す場合は，手を叩いたり，笛を吹いたりして注目させる．また，大勢の前で話すときはマイクを使用する，まわりを静かにさせてから話しをする，などの指導も重要である．
- マイクや笛の使用が困難である場合もあるため，声の代用になるものは，患者と相談のうえ決めていくとよい．
- 大声は呼気量が増えると同時に，接触する両声帯の抵抗が増し，声帯に負担がかかるので，避けるべきである．

b．過緊張性発声・のどづめ発声を避ける

- 過緊張性発声とは力んだ発声のことで，発声時に声門の閉鎖が強すぎたり，仮声帯の過内転や披裂部と喉頭蓋が近接するなど，声門上部に絞扼がみられる．
- 音声障害に至ってはいなくても，軽い過緊張性発声であるいわゆる「のどづめ発声」も，声を多用する場合は声帯を傷める原因となる．のどづめ発声で会話をする患者や，器質的変化のために代償的にのどづめ発声となっている患者に対して

サイドメモ ＊ confidential voice

努力性のない小声のことで，有声成分を含む穏やかな小声であり，ささやき声とは異なる．「内輪の話で使う声」や「枕もとや図書館で人と話すような声」とたとえてよい．confidential voiceでは，声門はわずかに開いており，声帯振動の振幅も小さい．喉頭の高さは安静時と変わらず，過緊張もみられないため，声帯にかかわる負担を軽減できる（実践編第3章の「症状対処的音声治療」を参照）．

は，confidential voice，笑いを含んだ声の指導を行う[4]．
- 重い荷物を持ち上げたときや，一部の運動時には声門を強く閉鎖しているため，こういう場合には，声を出そうとすると過緊張性発声＊となりやすいので発声を控えさせる．

c．硬起声を除去する
- 硬起声とは，声帯が強く内転し，過度の声門閉鎖が生じた状態で発声することである．
- 硬起声発声を習慣的に行っている患者も少なくない．こういう例に対しては，硬起声と軟起声を自分で弁別できるように指導・訓練し，同時に，軟起声の指導を行う[4]．

d．不自然な高さの声を出さない
- 声域上限下限のピッチに近い高さで話しをすると，喉頭の発声効率は低下し，特に起声時には過度の緊張と努力性が要求されるので，楽な声の高さで話すよう指導する．
- 声域の限界に近い音階を含む歌を無理に歌わない．

e．早口で話さない
- 早口になると，上述の注意事項a〜dを意識した発声ができない．
- 自分の発声，発話を自分自身でモニタリングしながらコントロールできるよう，ゆっくり話すように指導する．

❸ 生活の環境面での注意

a．乾燥
- 声帯が乾燥すると声帯振動が阻害され，器質的病変を引き起こすとされている[6]．
- 咽頭・喉頭の加湿は重要で，部屋の湿度をコントロールすること，および水分補強を促す．
- グラス8〜12杯／日の水分補給か，2時間／日の加湿が，声帯振動が起こりやすくなるといわれている[18]．
- 飴やチョコレート，牛乳などは，唾液の粘稠度を増し咳や咳払いの原因となりやすいので避けた方がよい．

b．空気の汚れを避ける
- 塵埃や粉塵・薬品など，吸い込むと声帯粘膜に悪影響を及ぼす環境はできるだけ回避する．
- マスクの使用を徹底したり，うがいや換気を頻回に行うようすすめる．

c．禁煙の指導
- 喫煙は声道の粘膜に炎症や浮腫を生じさせ，特に声帯粘膜に影響を与える．禁煙をすすめ，副流煙に対しても注意させる．

笑いを含んだ声：声門上腔が拡大し，喉頭のリラクゼーションが得られる．喉頭の過緊張を除去しやすい．

軟起声：発声時に声帯を緩やかに閉鎖した状態から発声を行うことで，硬起声の対極にある．

サイドメモ　＊過緊張性発声

Koufman and Blalockは過緊張性発声を"muscle tension dysphonia"と呼び，発声時の声門や声門上腔の異常所見（仮声帯の過収縮や前後径の短縮など）のパタンによりⅡ〜Ⅳ型に分類した[2]（実践編第3章の「症状対処的音声治療」を参照）．

d．飲酒
- 飲酒は，喉頭のいろいろな部分に組織変化や充血・浮腫をもたらすので控えさせる．飲酒の量に比例して声の大きさと発話量や喫煙量が増加することも声帯への悪影響の大きな要因となる．

❹ 精神面も含め，身体の健康に気をつける
- 過労，寝不足のときには，声帯が傷つきやすくなっているため，発声は控える．さらに精神的なストレスがあると努力性発声となることがある．
- 十分な睡眠と休養をとるようにすすめると同時に，精神的なストレスがある場合には，それに対処する必要がある．

❺ 胃食道逆流症（逆流性食道炎）の管理
- 胃食道逆流症（GERD）の患者で，音声障害や咽喉頭異常感，慢性の咳などを訴える者が比較的多い[8]．
- 音声患者のなかで，「起床時に口腔内に酸味がある」「のどが焼けるような感じがする」など，胃食道逆流症が疑われる場合には，医師へ診断と治療を依頼する．
- 胃食道逆流症が確認された場合，言語聴覚士は以下のような生活習慣の改善指導を医師とともに行う必要がある[7]．
    1）食生活の改善：高脂肪食は，下部食道括約筋圧の低下につながるため，避けるように指導する．暴飲暴食を禁じ，誘発食品（チョコレート，スパイシーフード，アルコール，コーヒー，炭酸飲料，柑橘類ジュース，玉葱，ペパーミントなど）の摂取を控えるように指示する．
    2）就寝時間と姿勢：食事直後の就寝を避ける．また，枕の高さを，頭部が胃の位置よりも高く保てるように調整する．
    3）肥満の改善：動物性脂質の摂取過剰による肥満を防止する．

おわりに

- 患者の立場から考えると，一般的な説明をきいただけでそれまでの生活習慣を変化させることはむずかしい．したがって，声の衛生指導が1回のセッションで終了となることはほとんどない．
- 言語聴覚士としては，患者自身が発声のメカニズムや声の乱用がもたらす結果について十分に理解し，乱用行為に自分で気がつき，誤った発声習慣や声の乱用を除去・回避できるようになるまで，患者のモチベーションを高めながら，数回にわたり指導していく必要がある．

実 践 編

第3章

症状対処的音声治療

CONTENTS

1. 症状対処的音声治療とは ……………………………………… 64
2. 発声時の緊張を変える訓練
   (1) 発声時の緊張とは ……………………………………… 65
   (2) 声帯の緊張を緩める ……………………………………… 68
   (3) 声帯の緊張を高める ……………………………………… 92
3. 声の高さを変える訓練
   (1) 声の高さを変えるとは ……………………………………… 107
   (2) 声を低くする ……………………………………… 109
   (3) 声を高くする ……………………………………… 114
4. 声の強さを変える訓練
   (1) 声の強さを変えるとは ……………………………………… 117
   (2) 声を強くする ……………………………………… 118

この章の Point

- 音声の聴覚心理的な異常に対して，症状に応じて，症状に適した訓練を行うのが症状対処的音声治療である．
- 症状対処的音声治療には，発声時の緊張，声の高さ，声の強さを変える訓練がある．

1 症状対処的音声治療とは

- 音声の聴覚心理的な異常（声質，声の高さ，声の強さなどの音声症状）そのものを改善するという考え方に基づいた音声治療技法である．
- 声質に関連した声帯の緊張を変える訓練と声の高さを変える訓練と声の強さを変える訓練がある．
- 声帯の緊張を変える訓練は，声帯の緊張を緩める訓練と緊張を高める訓練とに分けられる．
- 声の高さを変える訓練は，声を低くする訓練と声を高くする訓練に分けられる．
- 声の強さを変える訓練は，声を強くする訓練がある（声を弱くする訓練は通常はない）．

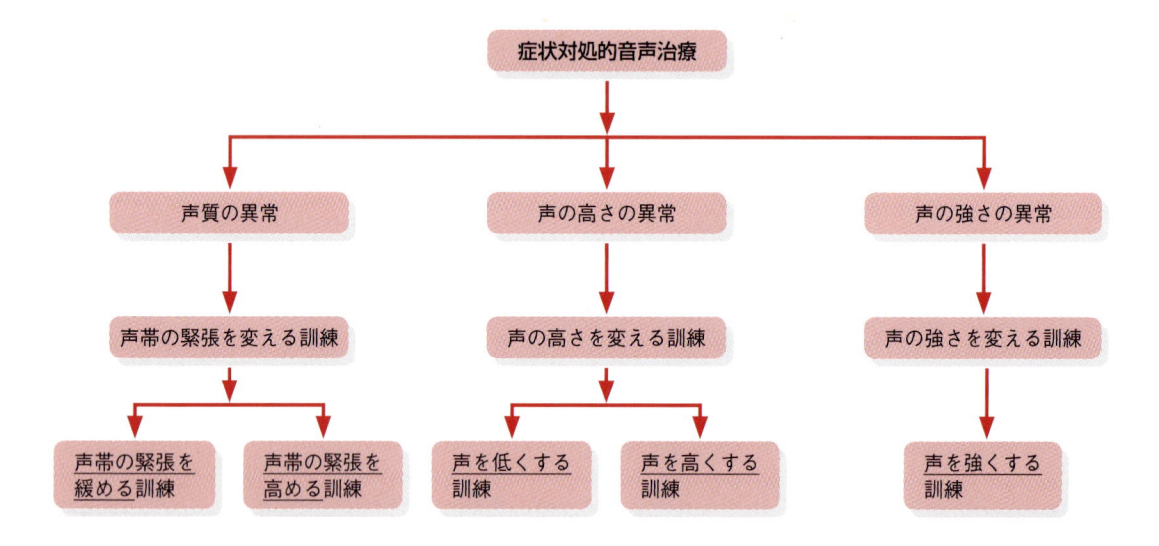

```
                    症状対処的音声治療
         ┌──────────────┼──────────────┐
    声質の異常       声の高さの異常      声の強さの異常
         │                │                │
  声帯の緊張を変える    声の高さを変える    声の強さを変える
      訓練              訓練              訓練
      ┌──┴──┐          ┌──┴──┐             │
  声帯の緊張を  声帯の緊張を  声を低くする  声を高くする  声を強くする
   緩める訓練  高める訓練   訓練        訓練        訓練
```

2 発声時の緊張を変える訓練
（1）発声時の緊張とは

- 発声時に声帯は適度に緊張していることが正常な発声の条件である．
- 発声時の緊張の問題とは，緊張しすぎているか緊張が足りない状態といえる．言い換えると，声帯の厚みや声帯の位置や喉頭全体の位置を維持する内・外喉頭筋の筋緊張が適度でない状態と定義できる．
- 発声時の緊張が適度でないと次の①〜⑥のような状態が生じる．

  ① 声門が十分に閉じないか強く閉じすぎる：
  基本的に声門開大筋（後輪状披裂筋）と声門閉鎖筋群（特に側輪状披裂筋と甲状披裂筋）の内喉頭筋群の筋緊張のアンバランスであると考えられる．

  ② 輪状甲状筋の過緊張の結果，声帯が他動的に伸張され薄くなる：
  甲状披裂筋と拮抗する機能をもつ輪状甲状筋が発声時に甲状披裂筋と比べ相対的に緊張し，声帯が前後に伸張する．その結果，声帯は前後に薄く長く伸ばされ，声は高くなる．話し声が異様に高い変声障害はその典型例である．

  ③ 筋・神経疾患（下位運動ニューロンの障害）のために声帯自身（甲状披裂筋）の緊張が足りない：
  筋・神経疾患により甲状披裂筋の筋緊張が低下し，声帯の開閉運動に異常をきたす．

  ④ 左右の声帯の形や性状が非対称となる：
  一側性の筋・神経疾患があると両側声帯の筋緊張が非対称となり，左右声帯の形や性状が非対称となる．

  ⑤ 声帯（甲状披裂筋）の異常な持続的緊張が起こる：
  典型的な疾患は，喉頭のジストニアとされる痙攣性発声障害である．発声時に甲状披裂筋（声門内転筋）が異常に緊張し，ときに声帯が視診できないほど仮声帯を含め声門の狭窄が起こる．ただし，痙攣性発声障害には，後輪状披裂筋（声門開大筋）のみの異常な持続的緊張が起こる外転型痙攣性発声障害もあるので注意する．

  ⑥ 外喉頭筋の筋緊張のアンバランスから発声時の喉頭全体の位置が高くなり過ぎることが起こる：
  喉頭の位置を支持している外喉頭筋（舌骨上筋群）の緊張で喉頭全体が上方へ引き上げられ，その結果として声帯が他動的に伸ばされる．ときにその影響は仮声帯や喉頭蓋に及び，声帯が観察できないほど仮声帯や喉頭蓋が閉じることもある．

- つまり声帯の位置を維持する内喉頭筋群内の筋緊張のアンバランスか喉頭の位置を維持する外喉頭筋群（特に舌骨上筋群と他の筋群）の筋緊張のアンバランスに集約される．実際の喉頭像は4つのパタンを示す（図

1).すなわち,内・外喉頭筋の筋緊張のアンバランスによって,発声時に声門後部に間隙ができるか,声門上部の仮声帯が収縮するか,喉頭蓋と披裂部が接近することが観察できる.
- 発声時の緊張の異常の原因としては,声帯麻痺や痙攣性発声障害のように筋・神経系の器質的異常に伴うものと声の乱用や誤った発声法の習慣化,精神的なストレスなどによる転換性障害の一症状としての失声など機能的なものが考えられる.
- ただし,大きな声帯ポリープや声帯溝症のような声帯の器質的異常,あるいはパーキンソン病などの神経疾患の場合,声門閉鎖が不十分なことがある.このような声門閉鎖不全の代償作用として仮声帯など声門上部が狭窄することがあるので注意が必要である.これを前述の声帯の過緊張などと鑑別することが大切で,そのためには器質的疾患の有無をはっきりと確認しておくことが重要である.

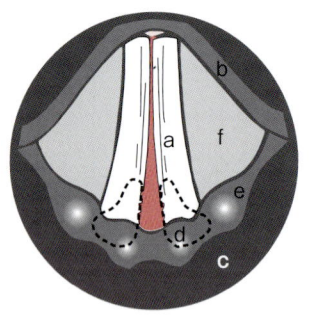

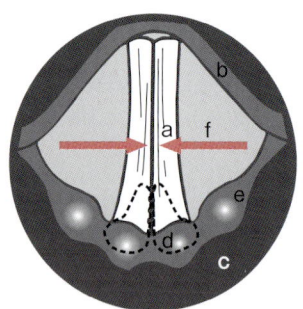

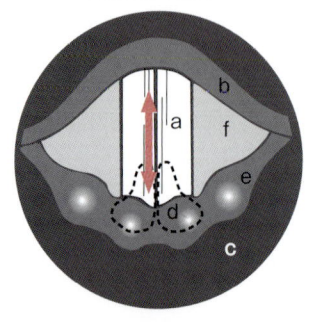

1. 後部声門間隙
2. 仮声帯過内転
3. 声帯前後径短縮
4. 混合型

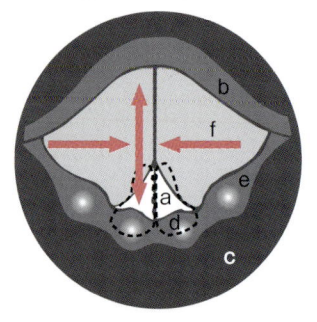

図1 発声時の筋緊張のアンバランスに伴って観察される喉頭像の模式図
a.声帯　b.喉頭蓋　c.下咽頭　d.披裂部　e.披裂喉頭蓋ヒダ　f.仮声帯

サイドメモ 訓練を始める前に

- 緊張を緩める訓練なので，少なくとも精神的な緊張を高めるような環境（周囲で他人がみているなど）では行わない．
- 訓練中には患者の精神的な緊張を緩和するようにつねに努める．
- 場合によっては，全身的な緊張を緩和するストレッチや自律訓練法のようなリラクゼーションの手法に熟知しておくこと．
- 姿勢によっても頸部や呼吸器の筋の緊張状態は変化するので，訓練中に患者の姿勢に留意し，ときに患者の自覚を促す．
- 声帯振動は粘膜の柔軟性にも関与することなのでセッション中は水分摂取に気をつける．

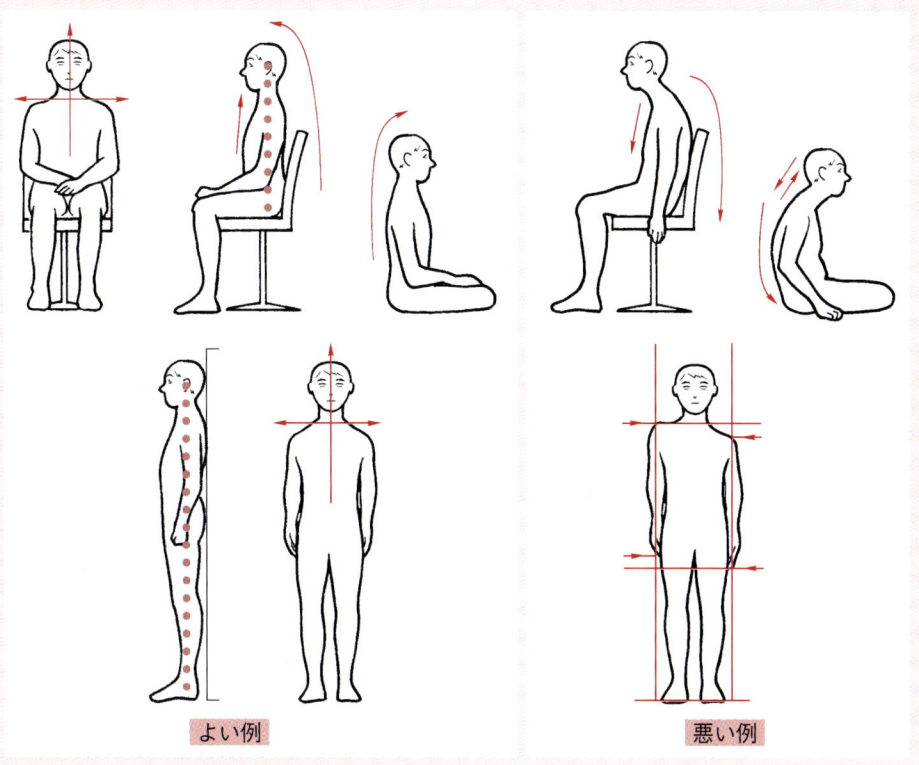

よい例　　　　　　　　　　　　　　悪い例

座位と立位における姿勢のポイント（文献19より改変）
- 両肩を結ぶ線と正中線が垂直に交差すること
- 真横からみたときに耳と肩と踵を結ぶ線が一直線であること

2 発声時の緊張を変える訓練
（2）声帯の緊張を緩める

- 声帯の緊張を緩める訓練は，直接的に声帯の緊張を緩めることがむずかしいので，自動反射的な運動を利用したり，喉頭の位置を矯正したり，声道の形態を変えるなどの方法がある．さらに吸気発声のような特殊な方法もある．

1 自動反射的な運動を利用する方法
　　a）あくび・ため息法
　　b）咀嚼法（チューイング法）
　　c）舌突出法・開口法
　　d）気息性起声・/h/起声
　　e）内緒話法（confidential voice therapy）

2 喉頭の位置を矯正する方法
　　喉頭マッサージ

3 声道の形態を変える方法
　　a）トリル，ハミング，声の配置法
　　b）チューブ発声法

4 その他の方法
　　吸気発声法

1 自動反射的な運動を利用する方法

（手書きメモ：緊張が強い人に適応することが多い）

- あくびや咀嚼などの自動反射的な運動中に声帯に意識的な緊張を強いることはできない．たとえば，あくびやため息も力を入れて行うことはむずかしいし（できないことはないが，それでは本来のあくびやため息にならない），咀嚼運動の際に，のどに力を入れた状態で口唇や舌，下顎を動かすことはやはりむずかしい．笑い声も同様である．

a）あくび・ため息法

あくび・ため息法の原理

- あくびとため息は一連の動作として行う．吸気時のあくびの際に咽頭収縮筋が弛緩し，舌骨下筋群の収縮により喉頭全体が下降し，気道が拡張する．その結果，声帯は適度に弛緩していると，1993年にBoone, Dによって報告されている（図2）．
- あくびに引き続いてため息（呼気）をつくと，声帯は弛緩した状態でしかも声門は呼気を通すために，少し開いた状態で発声することができる．
- 発声時に声帯が緊張し過ぎている場合に適応がある．

あくび・ため息法の実際

- あくびとため息について，その生理的なメカニズムを簡単に患者に説明する．喉頭の模型や図を使いながら具体的に説明する．
- 以下の4つの要点が理解できるように説明する．
  ① あくびをすると声門上部の咽頭が開くこと．実際に生あくびをこらえる状態を患者にやってもらうとよく理解できる（図2）．
  ② あくびの際に喉頭が下がること．実際にのどぼとけに患者の人差し指をおいた状態であくびをさせ，喉頭が下がることを確認させる．
  ③ ため息を有声で行った場合と普通の発声を行った場合で声門の状態が異なること．できれば，ファイバースコピーの画像を用いてその違いを説明する．画像が準備できない場合は，言語聴覚士がティッシュなどを口の前において，ため息（ハアー）と普通の発声（アー）で口腔からの呼気量が異なることを実際に示してもよい．つまり，ため息の場合は，多くの呼気がティッシュにあたるのでティッシュがよく動くし，普通の発声の場合は，それほど動かないことを対照的に示すことが重要である．
  ④ 日常であくびをしながら話すわけではなく，声帯の緊張を取り除くきっかけを体得することがこの練習の目標であることを理解してもらう．
- 言語聴覚士が実演してみせる．特に高齢者や女性の場合，人前であくびをするということに心理的な抵抗を感じることがあるので，言語聴覚士が実演をしてみせることは重要である．できれば少しオーバーなくらいがよい．
- あくびをするときに，口を大きく開ける（指が縦に2本入るくらい）こと，舌を後ろに下げること，できるだけ深く長く吸気をすることが要点である．練習を繰り返しているうちに本当のあくびが引き出せれば十分である（鏡を使ってもよい）．
- あくびに続いて，息を止めずにそのままの口型で呼気（ため息）を出す．最初は，無声で構わないのであくびとため息が連続してスムーズに行え

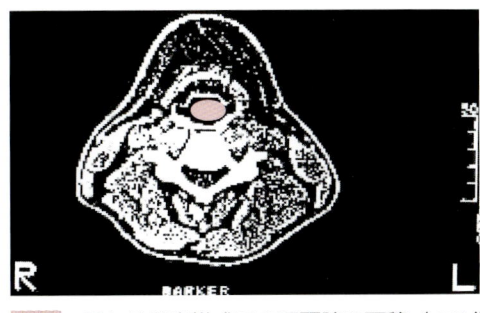

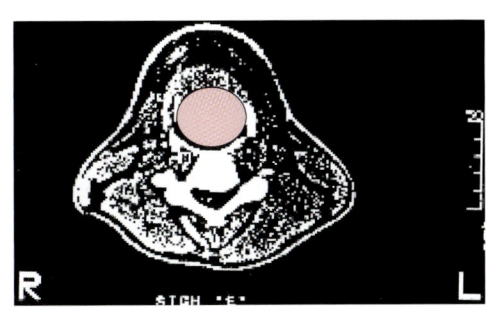

図2 異なる発声様式での咽頭腔の面積（CT像は左右逆になっている）
左のCTは怒鳴った声を出したときの咽頭腔で，右はため息をついたときの咽頭腔である．明らかにため息をつくと咽頭が広がることがわかる（文献3より改変）

るように練習する．ため息をつきながら全身の緊張も緩めるように指示する（特に上半身）．
- スムーズなあくびとため息ができるようになったら，ため息をつくときに長めに無声の／h／を意識して出すように指導する．途中でため息が途切れるか，ため息が一息に出ない場合は，ティッシュなどを吹かせる工夫もよい．ため息の練習中に無意識に有声化することもあるがあまり気にしない．
- 無声の／h／の練習がすんだら，／h／に続けて母音／a／を軽く出すように指示する（すなわち，「ハアー」）．このとき，くれぐれも／h／と／a／がバラバラにならずにいっしょに出すように指示する．言語聴覚士は患者の母音部の声質がやや気息性であるか，少なくとも元の患者の声質よりもリラックスした声質であることを確認するようにする．そうでない場合は，発声時にもっと呼気を出すように指示する．
- ため息なので，起声部から終止部にかけて声が低くなるように気をつける．また，終止部で無理をして長く出そうとして声門を絞めないように気をつける．
- 安定して，／ha／「ハアー」が出るようになれば，語頭に／ha／「ハ」がつく単語を一息で発声する．
  （例） はい，はな（花），はま（浜），はた（旗），はか（墓）
  はやし（林），はなし（話），はなび（花火），はがき（葉書），はんたい（反対），はたらく（働く）
- 最初は，一息で一単語（短い音節から長い音節），徐々に一息で発声する単語数も増やし，最終的には3〜4語を目標に練習する．
- 同じように，／h／＋／u／，／o／「フウー，ホオー」を練習する．最後に，／h／＋／i／，／e／「ヒイー，ヘエー」を練習する．後続母音が前舌平口になると舌の動きに並行して喉頭が挙上するか，声帯が必要以上に緊張することがあるので留意すること．この場合はもう一度呼気を意識させるようにする．
- この段階で，患者に今までの自分の発声の仕方とどう違うか意識させることが必要である．たとえば，今までの発声の仕方とため息による発声の仕方で同じ単語を発声させてみるか，違いを説明させてみるとよい．この差異が感覚的に認識できていないと練習効果は上がらない．
- 単語から，これらの単語を含んだ短文へと長くしていく．この頃から，あくびやため息は実際に行わず，患者自身が頭のなかであくびやため息をイメージしながら発声することを促す．さらに，／h／を語頭や文頭に含まない単語や短文の練習に移行する．

練習のポイント
- つねに患者自身に自分の喉頭の状態を意識させ，力が抜けていることを

確認させること．できれば，患者自身が自分の声や声帯の状態を報告できるようにする（今のはちょっと力んだ声になったとか，息が抜け過ぎたなど）．
- 患者が納得（体感）できるまで何度も繰り返すこと．何度か意識的な緊張をした状態で発声させ，その違いを理解させる否定的練習も必要．
- 初期の段階では，口の開け方や舌の位置など具体的に口頭で指示するが，あくびやため息が安定して出せるようになれば，あまり細かい指示をしない．
- 実際の発声の課題では，それぞれの練習課題は，確実にできるようになってから次のステップにすすむ，という必要はない．患者の状態をよく観察して，簡単にできるようであれば前へすすんだり，うまくいかないときは後ろへ戻って再び練習したり柔軟な対応が必要である．

b) 咀嚼法（チューイング法）

咀嚼法（チューイング法）の原理
- 人間が自然な自動的運動（咀嚼運動）をしながら声を出すときには，不必要な喉頭や声道の緊張を軽減できることに着目して，1952年にFroeschels, E によって chewing method として報告された．
- 実際に咀嚼運動を観察してみると，咀嚼中に口唇，舌，下顎，咽頭などの声道が適度に動くために，声道のどこか一部分のみに過度の緊張を強いることはできない．喉頭も同様である．この方法は患者が咀嚼運動に注意を集中するので，無意識に喉頭の緊張が軽減できる．
- 発声時に声帯が緊張し過ぎている場合に適応がある．また，発声時に喉頭だけではなく，口があまり開かないとか，舌が必要以上に緊張しているような場合にも適応がある．

咀嚼法（チューイング法）の実際
- 咀嚼法について，実際に大きめのクラッカーやガムを咀嚼してもらいながらその生理的なメカニズムを簡単に患者に説明する．以下の3つの要点が理解できるようにする．
  ① 咀嚼時に下顎や口唇，舌がリラックスして動いていること．
  ② 咀嚼をしながら話すと，喉頭が緊張しないで発声できること．
  ③ 決して日常生活で咀嚼をしながら話すわけではなく，喉頭の緊張を取り除くきっかけを体得することがこの練習の目標であること．
- 大きな鏡を用意して，患者にもう一度，咀嚼の際の口の開け方，下顎の動き，舌の動きを確認させる．患者と言語聴覚士が鏡に向かって，咀嚼する真似を少し大げさに何度か行ってみる．患者が恥ずかしがらずに自然にできるようになるまで，何度も繰り返し行うことが必要であり，言語聴覚士は積極的にモデルを示さなくてはならない．

- 4〜5分ほど咀嚼の真似をしてスムーズな動きになったら，言語聴覚士は非常に柔らかい声を咀嚼運動につけて発声してみせ，患者にも真似をしてもらう．
- 最初の段階では，「ムニャムニャ」という舌の動きがあまり伴わない発声で構わない．言語聴覚士は患者の声を確認し，声門を絞めた緊張したような声であれば，さらに咀嚼運動を大げさに行うように指示する．
- 患者が安定してリラックスした発声ができるようになれば，音のバリエーションを増やしていく．最初の発声の伴わない咀嚼運動では，舌の動きも伴っていたはずであり，それによって音の種類も増えなくてはならないことを患者に伝え，言語聴覚士が以下の例のような音の組み合わせをモデルとして示す．

    （例）　広母音＋狭母音：/aiaiai/「アイアイアイ」，/iaiaia/「イアイアイア」

    　　　　前舌母音＋奥舌母音：/iuiuiu/「イウイウイウ」，/uiuiui/「ウイウイウイ」

    　　　　広前舌母音＋狭奥舌母音：/aoaoao/「アオアオアオ」，/oaoaoa/「オアオアオア」

    この他にもいろいろな組み合わせが考えられる．さらに口唇破裂子音をつけた組み合わせも考えられる．/baibaibai/「バイバイバイ」/maomaomao/「マオマオマオ」など．

- それぞれの音が音節ごとに切れないように（お経のように）する．ここでの目的は，発声時の緊張を取り除くことであり，構音操作を正しく行うことではない．発声時の緊張が認められるようであれば，再度，声を伴わない大げさな咀嚼運動を行って，下顎や口唇，舌がリラックスして動いていることと声質が異なっていることを確認させる．
- 発声時の緊張が取り除かれ，スムーズな動きができるようになれば，いろいろな母音を組み合わせた無意味音節で連続して10〜15音節程度の練習をする．「イオアウイエアユオウアイエウオアイエ」など．ここでも音節ごとに途切れないように注意する．
- 無意味音節が途切れず，リラックスした発声になれば，数唱や曜日，簡単な日常挨拶などの練習に進む．「1, 2・・・10」「月火水木金土日」「おはようございます」「ありがとうございます」など．ここでも音節ごとに途切れないように注意する．
- 短い文章の音読や短い会話などへ次第に移行していくが，つねに患者の声質に注意し，少しでも緊張した声門を絞めたような声であれば指摘する．この段階では，患者は自分でかなり調節できるようになっているはずであるが，うまくいかないときは，もう一度大げさな咀嚼運動を行って柔らかい声を出させる．
- この段階で，安定してリラックスした声が出るようになれば，咀嚼運動

のことは気にせず，患者に声門の状態と声だけに気をつけるように指示し，大げさな咀嚼運動を減らしていく．咀嚼運動の段階的な消去をしながら，リラックスした発声で日常会話へ移行する．

> 練習のポイント

- つねに患者自身に自分の喉頭の状態を意識させ，力が抜けていることを確認させること．できれば，患者自身が自分の声や声門の状態を報告できるようにする（今のはちょっと力んだ声になったなど）．
- 患者が納得（体感）できるまで何度も繰り返すこと．何度か奥歯を噛み締めた状態で発声させ，声帯の緊張が高まることと，奥歯を緩めたときの声帯がリラックスしていることを交互に行って体得させることも必要である．
- 初期の段階では，口の開け方など具体的に口頭で指示するが，咀嚼運動が安定してできるようになれば，あまり細かい指示をしない．
- 発声の課題の際に，緊張した声門を絞めた声が変わらないときや，なかなかリラックスした声が出ないときのみ咀嚼運動を繰り返しリラックスした声を導く．
- 顎関節症や口腔内の器質的疾患（炎症，腫瘍など）がある場合，咀嚼運動が困難なこともあるので主治医と相談すること．

c）舌突出法・開口法

舌突出法と開口法の原理

- 発声時に声道の一部に不必要な緊張があると，結果的に喉頭レベルでも過度の緊張がかかり，声門を絞めた声となる．
- 発声時に下顎や舌がリラックスした状態であると，喉頭の緊張も緩和され，リラックスした声を導くことが可能である．
- 1995年のCookman, Sらの研究では，話声位で下顎の開口度を1 cm，2.5 cm，4 cmの3段階で比べてみたところ，4 cm開けると発声時の声門閉鎖度が最も高くなり，声門が絞まることを報告している．
- 開口法だからといって単に大きく口を開くだけだと逆に声門が絞まってしまい，喉頭の緊張緩和という目的は達成できない．彼らの報告では，2.5 cmのときが最も声門閉鎖度は低かったと報告している．つまり，==舌をリラックスさせて指が縦に2本程度入るくらいに下顎を開口させることで，喉頭の緊張が軽減できる==．
- 舌の突出についての先行研究はない．著者の臨床経験では，発声時に緊張の認められる患者に舌の左右口角反復交互運動を無声と有声で行った場合，運動スピードに乖離が認められることがある．つまり，有声で舌の左右口角反復交互運動を行うと舌根部が発声に伴い緊張するために運動スピードが無声時に比べ遅くなると考えられる．

- 舌突出法では舌を突出することで舌根部の緊張を緩和し咽頭を拡げることができ，あくびのような効果が得られると著者は考えている．この方法でも前述の開口法と同様に「過ぎたるは及ばざるがごとし」で，過度に挺舌させると逆に緊張を強いることになるので，舌先が下唇にふれる程度で訓練を行う．
- いずれの方法でも，患者は舌や下顎の動きに注意を集中するので，不必要な喉頭の緊張が軽減できるという利点もある．これらの方法は，あくび・ため息法や咀嚼法のなかで特に舌と下顎の動きを強調した変法だともいえる．

舌突出法と開口法の実際
舌突出法
- 鏡を用意して，鏡で下顎や舌の位置を観察しながら行う．
- 舌が緊張している場合，吸気時と呼気時でオトガイ舌骨筋（舌骨上筋）の緊張度が異なることがふれるとわかる（図3）．
- 言語聴覚士が最初に無理のない範囲で口を開け（指が縦に2本程度は入るくらい），舌を出す．その状態で，少し高い声（無理のない高さ）で母音/i/「イ」を発声する．/i/「イ」は前舌平口母音なので，挺舌しても楽に発声できるはずである（耳鼻咽喉科で挺舌をして医師に舌をガーゼで挟まれ間接喉頭鏡を入れられるような感じ，といえばわかりやすい）．
- 患者が心理的な抵抗をもたないように言語聴覚士は積極的にモデルを示す．
- 患者に鏡で自分の下顎や舌の位置を確認してもらいながら，同様に高い声で/i/「イ」を発声してもらう．特に舌の位置と形に注意する．無理をした挺舌をすると舌が平板にならない．
- 下顎，舌の位置が安定した発声ができるようになれば，そのままの状態で患者に音階の上昇下降をゆっくり行ってもらい，いっしょに声質の一番よい高さを探る．その高さで持続して出すよう指示する．途中で途切れたり緊張しないように繰り返す．
- 安定してきたら，/i/の前に/m/をつけ/mimimimi/「ミミミミ」と反復する．このとき，舌は挺舌したまま口唇で挟むようにして発声する．構音操作の正確さではなくリラックスした発声であるか声質を確認させる．リラックスした声質になれば，挺舌した舌を徐々に下げ，声質と声の高さを変えないで/mimimimi/「ミミミミ」と続けさせる．
- 挺舌した/i/「イ」の発声に戻り，声の高さと声質を確認したうえで挺舌した舌を下げさせる．その状態から声の高さを徐々に下げるよう指示し，患者の話声位に近い高さまで下げていく（できれば鍵盤楽器やヴィジピッチなどを利用した方がよい）．

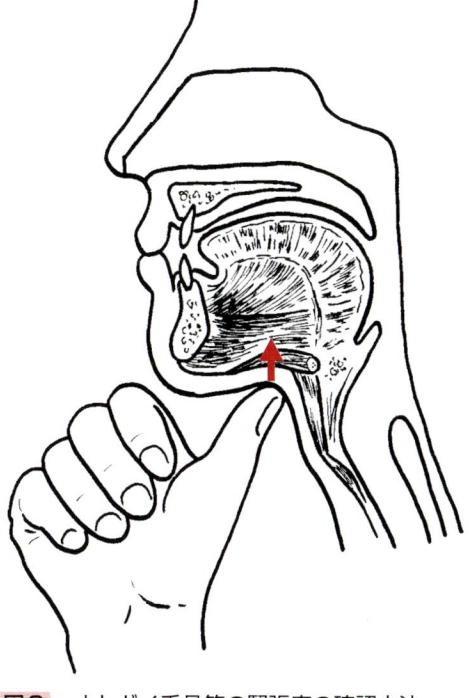

図3 オトガイ舌骨筋の緊張度の確認方法
親指で図のように軽く上方へ押すと，安静時にはほとんど抵抗がないが，緊張している場合には抵抗を感じる（文献19より改変）

- 声の高さを下げる段階で緊張した声質が認められれば，再度挺舌を促す．
- 話声位に近い声の高さでリラックスした声質になれば，/mimimimi/「ミミミミ」を繰り返す．さらに/mememe/「メメメメ」や/mimemime/「ミメミメ」など無意味音節の練習を開始する．
- さらに/mi/「ミ」/me/「メ」を語頭や文頭に含む単語や短文を練習する．

練習のポイント

- つねに患者自身に自分の声門の状態を意識させ，力が抜けていることを確認させること．できれば，患者自身が自分の声や声帯の状態を報告できるようにする（今のはちょっと力んだ声になったなど）．
- 患者が納得（体感）できるまで何度も繰り返すこと．
- 舌の緊張状態を確認するために，無声と有声で舌の左右口角交互反復運動をしてもらい，スピードの乖離がないか患者自身に確認してもらう．
- 初期の段階では，口の開け方や舌の位置など具体的に口頭で指示するが，安定してできるようになれば，あまり細かい指示をしない．
- 発声の課題の際に緊張した声門を絞めた声が変わらないときや，なかな

かリラックスした声が出ないときのみ挺舌を促し，リラックスした声を導く．

開口法
- あくび・ため息法に準ずるが，前述したように無理に開口をすると逆に緊張した発声を導くので十分注意する．
- また開口の際に，下顎が前方や上方に動かないように姿勢にも留意する（図4）．

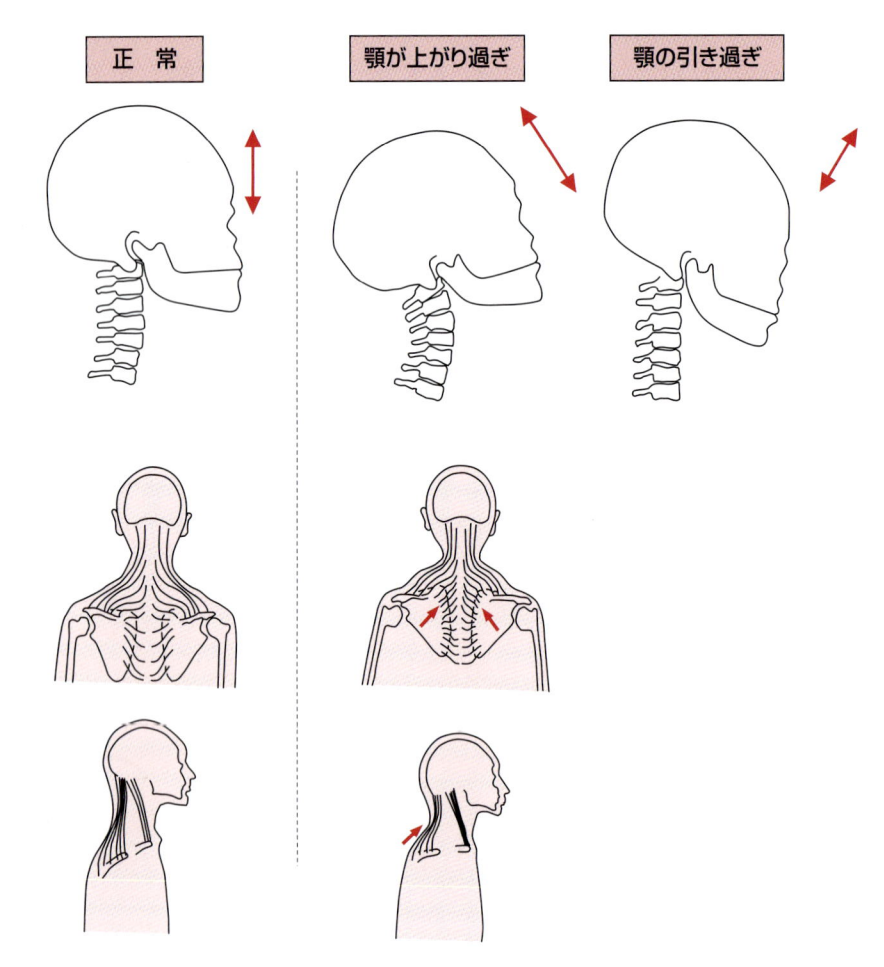

図4 望ましい顎の位置
　　顎の位置がずれると下図のように後頸部の緊張を高め，姿勢を悪くする
　　（文献19より改変）

d）気息性起声・/h/ 起声

気息性起声と/h/起声の原理

- あくび・ため息法で吸気後に声帯が適度に弛緩した状態でため息をつくと，呼気が声門の間隙から抜けるため，気息性の声になる．
- 語頭や文頭に/h/をつけて発声すると/h/音は無声子音なので声門は開いた状態で発声をスタートすることになる．
- 硬起声は，発声に先立ち側輪状披裂筋と甲状披裂筋が強く緊張し，起声直前に一瞬緩むものの再度強く緊張する．このとき，両側声帯は激しくぶつかり，声帯粘膜組織にダメージを与える（図5）．
- 気息性起声と/h/起声は，起声時に両側声帯が強く接触し声帯粘膜組織にダメージを与えないように，声帯接触を緩やかにすることを目的としている．したがって，発声時の緊張が強い患者のなかでも起声がいわゆる硬起声である患者に有効である（図5）．

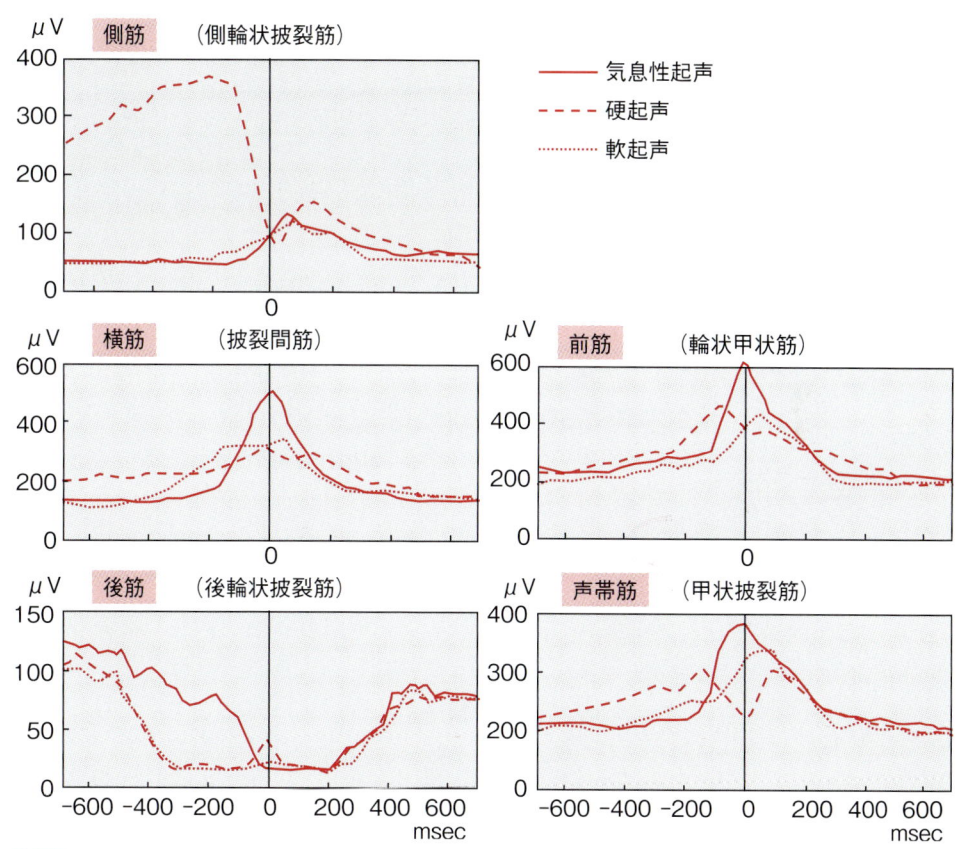

図5 気息性起声，硬起声，軟起声時の内喉頭筋筋電図（Hirose 他，1973 より改変）
横軸の0点は起声の位置を示している．硬起声では，発声に先立ち側輪状披裂筋（側筋）と甲状披裂筋（声帯筋）が強く緊張し，起声直前に一瞬緩むが再度緊張することがわかる．なお，軟起声はすべての内喉頭筋の緊張が低いことがよくわかる．後述する内緒話法はこれに近いと考えられる

気息性起声と / h / 起声の実際
- あくび・ため息法に準ずるが，あくび・ため息法では患者は下顎や舌の位置などに注目したのに比べ，ここでは呼気を患者に意識させる．

e）内緒話法（confidential voice therapy）

内緒話法（confidential voice therapy）の原理
- 声の衛生指導や喉頭微細手術後の声の安静では，ささやき声の使用は禁止項目となっていることがある．
- Casper, J らは 1989 年に音声障害患者と健常者に内緒話（小さい声での気息性発声）をしてもらい，そのときの喉頭を観察したところ，発声時の両側声帯は正中でごく小さな声門間隙があり，あたるかあたらないほどの声帯の接触で喉頭の過緊張が軽減することを報告した（図6）．
- ささやき声と内緒話は，ささやき声が完全に無声であるのに対し，内緒話は気息性発声で部分的には有声であるとして区別している．この観察から，喉頭微細手術後の患者や過緊張の音声障害患者，過度の音声使用患者や音声疲労患者など声帯粘膜の音声外傷の可能性がある患者に適応することを提案した．
- Casper, J らによると，人によっては内緒話の際，声門がいわゆる Y 字型になる後部声門間隙ができる発声様式となる場合があるので注意を促している．その場合には，喉頭ファイバースコピーを視覚的なフィードバックとして使いながら，患者と喉頭の状態を確認して訓練をすすめる（図6）．
- 実際に，この方法と他の方法をランダムに声帯結節患者に適用し，音声治療の効果を比較した研究では内緒話法は若干の気息性発声様式が残るものの，特に効果に違いはないこともわかった．
- この訓練は長くは続けず，ほとんどの場合，3〜4回のセッションで終了する．この方法から徐々に通常の発声状態に戻していく．

内緒話法（confidential voice therapy）の実際
- できれば耳鼻咽喉科外来で，喉頭ファイバースコピーを鼻腔から挿入した状態で，患者といっしょに喉頭の状態を観察しながら行う．
- 患者が通常話している声の高さと大きさで 5 母音を一つずつ発声してもらい，声帯の状態を観察する．次に内緒話をするつもりで同じく 5 母音を一つずつ発声してもらい，声帯の状態を観察する．
- この段階で，同じ 5 母音の発声でも通常と内緒話では声門の状態が異なることを患者にしっかり理解してもらう．
- 内緒話の際，声門が Y 字型になる場合には，ティッシュを患者の目の前に用意し，無声で / ha /「ハアー」，/ çi /「ヒイー」，/ Fu /「フウー」，/ he /「ヘエー」，/ ho /「ホオー」を発声しながらティッシュに呼気が

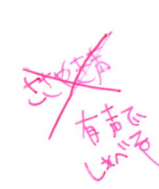

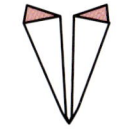

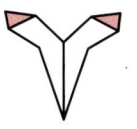

望ましい内緒話の　　Y字型後部　　　　Y字型後部声門　　　　声帯の腫瘍性
声門図　　　　　　声門間隙　　　　　間隙の違うタイプ　　　病変がある場合

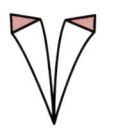

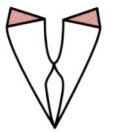

図6　内緒話時の声門模式図（文献5より改変）

- あたるように指示する．
- ティッシュが呼気に吹かれることを確認しながら，同様にできるだけ小さな気息性の声で／ha／「ハアー」，／çi／「ヒイー」，／Fu／「フウー」，／he／「ヘエー」，／ho／「ホオー」を発声してみる．
- 以上のことを喉頭ファイバースコピーで確認してから，無声摩擦音／s，h，F，ʃ，ç／が語頭にくる単語の発声練習を行う．気息性発声であるので，単語の長さは5〜6音節を超えないように選択する．次に無声摩擦音／s，h，F，ʃ，ç／が語頭にくる単語を含む短文の練習に移る．文章の場合も，できるだけ短く区切って（たとえば句読点）息継ぎをしてから発声する．
- この段階でもう一度，喉頭ファイバースコピーでの確認が望ましい．
- この発声様式は3週間程度続け，次第に元の大きさの声に戻すことと，この発声様式で発声することは声帯粘膜のダメージが軽減することを説明する．
- 患者が気息性発声の感じがしっかり体得できれば，日常会話への移行を促す．
- 3週間（3セッション），この方法で練習を繰り返し，徐々に元の声の大きさに戻していく．ただし，つねに患者に呼気を意識させ，句読点や単語ごとに息継ぎを忘れないように指示する．

練習のポイント

- つねに患者自身に自分の呼気の状態を意識させ，発声時につねに呼気が抜けていることを確認させること．また，自分の声の大きさを確認させること．できれば，患者自身が自分の呼気や声の状態を報告できるようにする．
- 通常よりも多めに息継ぎをしてゆっくり話すことを意識させること．
- 患者が納得（体感）できるまで何度も繰り返すこと．
- 初期の段階では，口笛を吹くように口を尖らせて呼気を意識的に出すように細かく指示をする．また，声の大きさにも注意し，内緒話であることを確認させる．

2 喉頭の位置を矯正する方法

- ときに自動反射的な運動を利用して声道の緊張緩和をはかっても，声帯の緊張を緩和することが困難な場合がある．外喉頭筋の過緊張のために，喉頭全体が舌骨と接触するほど挙上している場合である．
- 喉頭を取り囲んでいる外喉頭筋の緊張をマッサージなどで直接的に緩和することで喉頭の位置を通常の状態に戻し，声帯の緊張を緩和する．

喉頭マッサージ

喉頭マッサージの原理

- この方法は，1990年にAronson, Aが発表し，その後Morrison, M, Rammage, L, Roy, Nらが発展させた．
- 発声時の緊張が，外喉頭筋の筋緊張のアンバランスに起因する場合，発声時に喉頭（甲状軟骨）の位置がきわめて高い位置に上がり舌骨と接触固定し，それが習慣化することがある．いわゆる「肩凝り」ならぬ「のど凝り」状態であるといえる．
- 喉頭全体が挙上すると声帯筋（甲状披裂筋）が前後に伸長され薄くなる．その結果，声はやや甲高く硬い声となる．
- 喉頭マッサージでは，喉頭全体を外部から直接さわって緊張の高い外喉頭筋をマッサージしながら喉頭の位置を徐々に下げて，外喉頭筋の筋緊張のアンバランスを調整し，筋緊張のバランスをニュートラルな状態に戻すと考えられる．
- 実際に外喉頭筋の筋緊張が高いと甲状軟骨後縁部および舌骨後縁部周辺に疼痛を感じることが多い（図7）．
- 疼痛部周辺からマッサージを始め，疼痛が軽減し筋緊張が下がったところで，実際に喉頭全体を下げ，甲状軟骨と舌骨の間に空間ができるように調整する．
- Boone, Dの指圧法（digital manipulation）のなかにも，声帯の緊張を軽減するために喉頭の挙上運動を抑制する方法として述べられているが，原理は同じである．
- 先行研究では，75名の機能性発声障害患者にこのマッサージを施行し，施行前後で母音の音響分析を行ったところ，全例で第1フォルマントから第3フォルマントまで有意にフォルマント周波数が低下し，明らかに喉頭の位置が下がったことが示されている．
- 9割の機能性発声障害患者が1セッションのみで改善するが，7割の患者はほぼ4日以内に症状が再発するとも報告されている．ただし，再発しても患者自身が自分で改善できるようになっていたと追記されている．著者は，Roy, Nの実際のセッション場面をビデオでみたことがあ

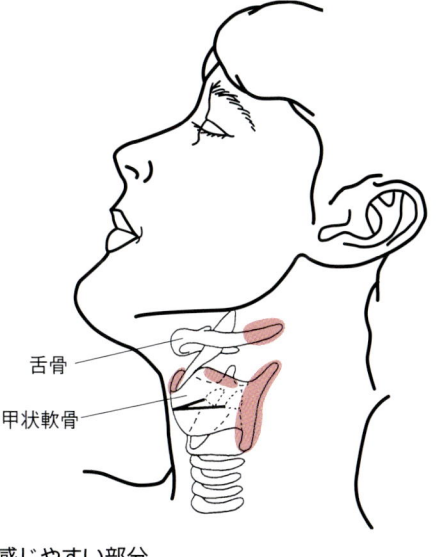

図7 疼痛を感じやすい部分
舌骨と甲状軟骨の赤い場所が疼痛を感じやすいところである．さらに胸鎖乳突筋も緊張し疼痛を訴えることがある

（舌骨，甲状軟骨）

るが，あまりに劇的な改善に驚いた記憶がある．
- Roy, N らは，本法を痙攣性発声障害と機能性発声障害との鑑別に有効であることも示唆している．つまり，10～20分程度の喉頭マッサージを施行して，改善が認められるなら機能性発声障害であり，改善なき場合は痙攣性発声障害である可能性が高いと報告している．
- 安静時に喉頭の位置の上昇や頸部の過緊張が認められない患者ではこの方法は無効である．あくび・ため息法でも改善しない患者にのみこの方法をとるようにする．
- 施行する言語聴覚士の高い技術が要求される．この方法は患者の外喉頭筋に直接ふれるので，言語聴覚士自身が喉頭の機能解剖や構造に熟知しておくことが前提である．

喉頭マッサージの実際
- 言語聴覚士はマッサージの前に，指の爪を短くし，指輪などのアクセサリー類ははずしておく（患者の肌を傷つける可能性があるものははずす）．また指を温めておくようにする（冷たい指でマッサージをすると，かえってふれた筋肉を緊張させることになる）．
- 喉頭マッサージをする前に，患者に喉頭全体の位置が上昇していることと，頸部が過緊張で凝った状態になっているのでマッサージをして過緊張を緩和し，喉頭の位置を下げることを説明する．
- その際，実際に母音／e／「エ」やハミングをしてもらい声質と声の高さを確認しておくこと．

第3章　症状対処的音声治療

- 安静時の舌骨の位置を確認する．最初は甲状軟骨が挙上しており，舌骨の位置もわからないことが多い．その場合には，まず甲状軟骨切痕（いわゆるのど仏）を探す．切痕がわかればその位置からゆっくり指で上方へ探りながら上がっていくと，やや奥まった位置に舌骨体がふれるはずである．舌骨体から大角にそって親指と中指でゆっくり背側へさわっていくと舌骨の全体がわかる．何回もこの操作を繰り返し，指の力加減を変えながら舌骨の全体像をつかむ．
- 慎重に舌骨の周囲を親指と中指（人差し指）で取り囲む．このとき，指を立てずに指の腹を使うようにする（図8）．
- 舌骨大角にふれるまで両指を後方へ移動する．舌骨大角の両端から指で軽く押しながら円を描くようにマッサージをする．患者に痛みがないか確認する．不快感や痛みがないか顔色も読み取るようにつとめる．Roy, Nの先行研究では患者の88％は疼痛を訴えると報告されている．
- このとき，マッサージをしている手と反対の手で後頭部を軽く支えるようにする．患者によっては次第に後方へ反ることがあるので（不快感や痛みに対する無意識の反応）注意する．痛みや不快感の程度に応じて圧を変えるか，描く円の大きさを変えて繰り返しているうちに痛みや不快感は次第に軽減していく．
- 同様に舌骨と甲状軟骨の間隙に対してもマッサージを行う．ほとんどの患者で，舌骨と甲状軟骨の間隙がわからないほど甲状軟骨が上昇していることが認められるはずである．
- 患者によっては甲状軟骨の上縁がふれないほど舌骨に接触していて指が入らないことがある．その場合には，患者を笑わせて緊張をほぐすと一時的に甲状軟骨が下降するので，その瞬間に指を入れてマッサージを始める．
- この段階で，患者自身に自分の喉頭をふれてもらい，喉頭の位置や舌骨の位置を確認させる．
- 甲状軟骨の切痕部（のど仏）から甲状軟骨上縁にそって，甲状軟骨後端周辺部を上記の舌骨と同様にマッサージする．その際に，胸鎖乳突筋の内方にさわるはずである．このとき，胸鎖乳突筋の緊張もないか確認し，必要に応じて同様に筋の走行にそってマッサージをする．
- 甲状軟骨の上縁を親指と中指（人差し指）で探り，指の腹をあてて喉頭全体を徐々にやさしく下方へ押し下げる．ときどき，押し下げながら左右側方へも動かす．押し下げる目安は，甲状軟骨と舌骨の間が広がって，指1本分ぐらい間隙ができることである．また，喉頭全体を左右に動かすと楽に動くはずである．
- 甲状軟骨を押し下げながら，患者にハミングをしてもらい，声質がリラックスした感じになり声の高さが低くなるかどうか確認する．この変化が認められれば，喉頭の位置が下がって甲状軟骨と舌骨の間に間隙ができ

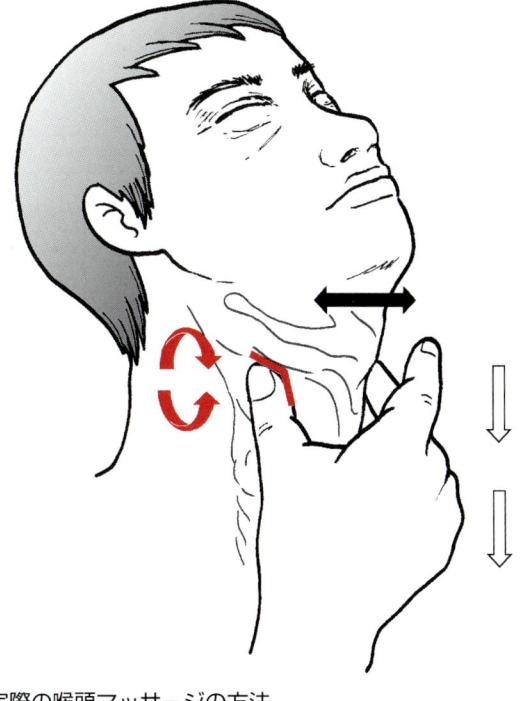

図8 実際の喉頭マッサージの方法
黒矢印のように喉頭全体を左右に動かしたり，赤矢印のように疼痛部に円を描くようにマッサージする．また，図のように指の腹を使う

た証しである．
- 患者によって，すぐに変化が認められる者もいるが，時間がかかる者もいる．10 〜 20 分が目安である．
- ハミングを，頭につけた単語や文章でも安定して出るように繰り返し練習する．うまくいかない場合は，患者に自分の指で甲状軟骨の上縁を再度押し下げさせながら発声させる．
- 声質の変化が他の母音や単語，短文でも保てるように繰り返し練習する．
- 最終的には，患者が自分でマッサージできるようにする．

練習のポイント
- マッサージの間に疼痛を訴えることがあるが，その場合は疼痛点を少しはずしてその周囲からやさしくマッサージしながら疼痛点に近づいていく．この過程を何度も繰り返すと疼痛は軽減するか消えるはずである．
- マッサージの際，指を立てると圧点が小さくなるため疼痛を感じやすくなるので，できるだけ指の腹全体を使う．
- 指にかける圧の程度は，爪を立てたときに爪痕が残るくらいの圧をかける．

第3章　症状対処的音声治療

- 言語聴覚士がまず自身で自分の喉頭にさわってみて圧のかけ方やさわり方を工夫すること．
- 言語聴覚士の躊躇や自信のなさは指を通して患者に伝わるので，十分練習を積んでおくこと．女性の喉頭は甲状軟骨の切痕もわかりにくいことがあるので，最初は成人男性の喉頭をさわらせてもらって練習すること．
- 患者自身に自分の喉頭の状態を意識させ，マッサージ前と後の発声時の感覚の違いを確認させること．
- 患者が自分でもマッサージできるまで繰り返すこと．
- 患者によっては疼痛を訴えないこともあるが，表情や態度からも読み取ることが必要である．
- 60歳以上の患者では，軟骨が化骨傾向を示すので，特に慎重に行うこと．

③ 声道の形態を変える方法

- 声道の一端（口唇）を閉じるか，あるいは径をきわめて小さくすることで，声帯振動時に軽く閉じた声道側からの何らかの呼気の逆流が起こることがコンピュータを使ったシミュレーション実験で報告されている．その結果，呼気の逆流によって両側声帯がわずかながら開放され，通常よりも振動しやすくなると考えられる．
- 実際に人間でも同じことが起きるかどうか現在検証中であるが，著者らの実験では明らかに声門閉鎖度が低下している．
- 経験的に声楽の領域ではトリルやハミングが歌唱のウォームアップ練習として用いられているし，音声治療の方法としても古くから用いられ効果をあげてきたことから考えると，妥当な方法であると考えられる．
- したがって，この方法も声帯の緊張が認められる患者に有効である．

a) トリル，ハミング，声の配置法

トリル，ハミング，声の配置法の原理

- トリルとは，スペイン語にみられる/r/音で，舌先をできるだけ速く振動させたいわゆる巻き舌音である．音声治療では，巻き舌音だけでなく口唇を用いたトリルも用いる．
- ハミングは鼻梁部分に軽く声を響かせる方法で，いわゆる鼻歌をうたうような発声法である（図9）．
- 声の配置法は，声の共鳴点をできるだけ前の方 A（図10）に集める方法

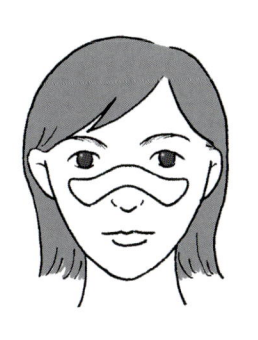

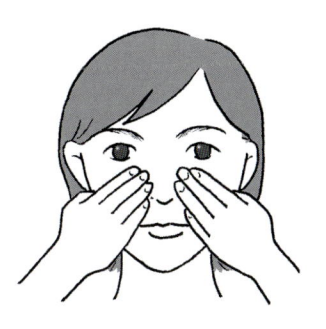

図9 ハミング
ハミングでは発声時に鼻梁部に手を軽くあてると常に振動していることがわかる（文献2より改変）

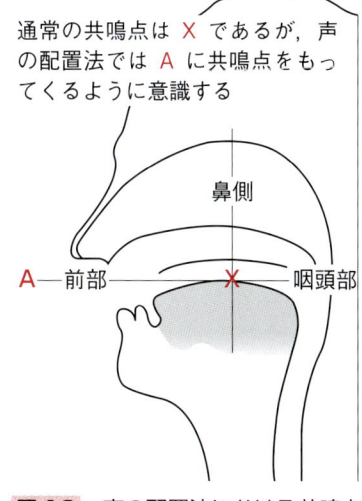

図10 声の配置法における共鳴点
（文献2より改変）

通常の共鳴点は X であるが，声の配置法では A に共鳴点をもってくるように意識する

で口唇の裏側や，口蓋と上前歯の部分が振動する感覚を重視した発声法である．
- いずれの方法も，口を閉じて声道の一端を閉じるか非常に狭くした状態で発声する．これによって前述の呼気の逆流による声帯の開放が起こると考えられる．

トリル，ハミング，声の配置法の実際
- これらのどの方法が患者にとって楽にできるかそれぞれ試してみる．
- トリルでは，舌先と口唇の両方について確認する．
- ハミングや声の配置法ではやや声を高くした方が楽に発声できるはずである．このとき，声の高さは気にしなくてよい．
- 楽に発声できる方法がわかったところで患者に喉頭の感覚を確認し，スムーズに力まずに発声できることを理解させる．
- それぞれの方法で，できるだけ長く発声するように練習する．長く発声するために，呼吸，発声，共鳴の過程がバランスよく調節されないと持続することはむずかしい．
- 持続発声をすることでこの3つの過程について自己調節能力を高めるという意味がある．時間的な目標値を設定するのもよい（5～10秒→15～20秒）
- 持続して安定した発声ができるようになれば，音階の上昇，下降練習を行う．途中で発声が途切れないように，また声の配置法では鼻梁部分での振動感覚がなくならないように繰り返す．
- 音階の上昇と下降を連続して練習する．この段階で安定して発声できるようになれば，患者の本来の声の高さで持続して出せるか確認する．
- 患者本来の声の高さで，トリル，ハミング，あるいは声の配置法で発声させ，語頭に /mu/「ム」のつく単語を続ける．トリルやハミングに続けることが大事なので，単語に続ける際に息継ぎをしないように注意する．
- 同様に /m/ が語頭につく単語や短文で練習をする．このときも，トリルやハミングに続けて息継ぎをしないで発声することが大事である．
- 安定してくれば，母音や有声子音からはじまる単語や短文の練習を行う．このころから，トリルやハミングを少しずつなくしていき，喉頭の緊張が感じられたときのみ，トリルやハミングに続けて発声する．
- 次に日常会話の練習へ進む．

練習のポイント
- つねに患者自身に自分の口唇や舌先，あるいは鼻梁の共鳴の状態を意識させること．
- トリルは最初からできる患者は少ない．しかし，発声時につねに舌など

声道に緊張が認められる患者には有効であるので、トリルの練習をすすめる。
- トリルのポイントは、不必要な緊張を取り除くことにある。最初は口唇を閉じて、つばを飛ばす要領で思い切り吹くと、口唇が振動する感覚がわかる。何度も繰り返すうちに少しずつ長く口唇のトリルができるようになる。練習によって誰でもできるのであきらめないで練習を続けるように励ますこと。
- 患者が納得（体感）できるまで何度も繰り返すこと。
- 母音や有声子音、日常会話の練習になっても喉頭の緊張が認められれば、すぐその場でトリルやハミングの練習に戻る。

b）チューブ発声法

チューブ発声法の原理

- チューブ発声法の原法は、鼻咽腔閉鎖機能不全*のブローイング訓練として使用されてきた。
- ブローイング訓練は、コップのなかに水を入れそのなかにストローを差し込んで呼気を出して泡をたてるという伝統的な方法である。泡をたてる際に口腔内圧が高まり、鼻咽腔も閉鎖しやすくなるというメカニズムに基づいている。
- アメリカでも発声時の呼気圧を維持するために、5 for 5（10 for 10）という方法が考えられ、運動障害性構音障害（dysarthria：ディサースリア）の呼吸訓練で用いられてきた。これは、前述のブローイング訓練と同様にコップに水を入れた状態でストローを水面から5 cm（10 cm）入れて5（10）秒間泡をたて続けるという方法である（図11）。
- 発声時の声門下圧は先行研究では5 cmH₂O程度であり、これで5秒間

* 鼻咽腔閉鎖機能不全症例では、通常よりも嗄声の出現頻度が高いといわれている。鼻咽腔閉鎖機能不全による口腔内圧の低下を代償するために、発声時に声門で過度な閉鎖を行っていると考えられる。つまり、声道のどこかで閉鎖不全や呼気漏出があればそれよりも下部の器官で代償メカニズムが働くと考えられる。そのために嗄声の出現頻度は高くなると推測される。

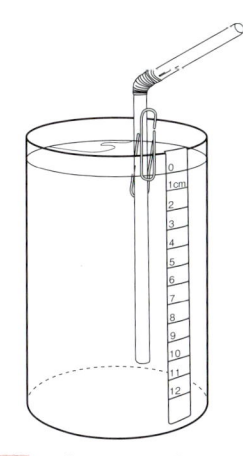

図11 ブローイング訓練で用いられる目盛りのついたコップ
（文献34より改変）

持続できれば，少なくとも単語や短文レベルの発声が可能となるという原理に基づいている．
- これらの方法はいずれも呼気の訓練のみで，発声を伴っていない．
- チューブ発声法のきっかけは，鼻咽腔閉鎖機能の改善目的でブローイング訓練を行い，たまたま声を出しながらブローイングを行ったところ，鼻咽腔閉鎖機能だけでなく嗄声も改善したことから，フィンランドを中心に音声治療の方法としても考えられるようになったといわれている．
- 先行研究のコンピュータシミュレーションでは，前述のトリルやハミング，声の配置法と同じ効果があるといわれており，著者らのチューブを使った研究でも実際に声門閉鎖度の低下が認められた．

チューブ発声法の実際

- チューブ発声法の原法は，長さ25〜28 cm，内径8〜9 mmのレゾナンスチューブと呼ばれるガラス管を用いるが，著者はホームセンターなどで簡単に手に入るアルミ管を用いて滅菌消毒して使用している（図12）．
- 患者に軽くチューブをくわえてもらう．この際，チューブを固く噛み締めたり，深くくわえないように指示する．噛み締めたり深くくわえると逆に声帯の緊張を誘発することになる．
- 鏡をみながら，呼気がチューブをくわえた口唇の間から漏れないようにチューブを吹く．安定した呼気量で5〜10秒間持続できるように繰り返す．
- 呼気が安定したら，呼気を出すときに声を出してみる．このとき，呼気のみを吹いたようにチューブの先端から呼気が出ているか患者に確認させる．わかりにくい場合には，チューブの先端のところにティッシュをぶら下げ，呼気のみでも発声を伴ってもティッシュが同じように揺れるか確認する．
- 声の高さと大きさは，チューブをくわえて楽に出せる高さと大きさで出すように指示する．
- 繰り返すうちに声の配置法のようにチューブをくわえた口唇周辺部に振動感覚を感じることを訴えるようになる．訴えがなければ，こちらから尋ねてみる．これは音響エネルギーがその周辺部に集中していることを示しているので良い傾向であり，一つの到達目標でもある．
- ときに患者によっては，くわえて「ウー」といえばよいのかと聞いてくることがある．ここでは正しい構音を目指しているわけではないので，あくまでチューブをくわえて出せる音を発声させる．
- 1回の発声は5〜10秒程度を目安に行う．
- 特にこれ以外に練習する必要はないが，単調な繰り返しになるのでくわえたままで音階の上昇や下降練習を加えてもよい．

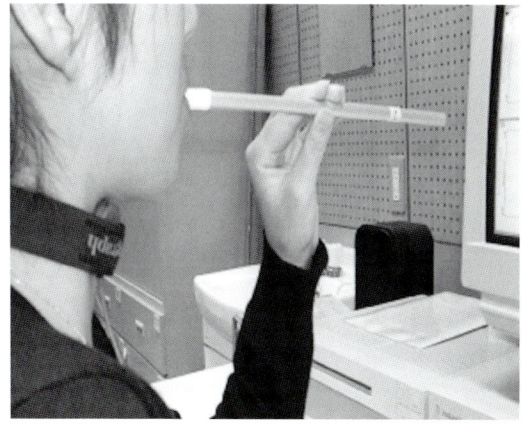

図12 長さ 28 cm，内径 8 mm のアルミ管をくわえて発声しているところ
この写真では声門の動態を観測するために頸部に電気グロトグラフィを装着している

練習のポイント

- チューブをくわえて安定した発声が5〜10秒間維持できるまでは，鏡をみながらくわえかたや噛み締めていないかなど注意する．それ以降は特に指示は与えない．
- 繰り返しが重要であることを強調し，できれば一日50回で30日間，つまり1500回以上繰り返すように指示する（p.49 図3参照）．
- 訓練室でというより自宅練習としてやってもらうとよい．ほとんどの患者は，この段階で半信半疑でなかなかやろうとしないので毎回のセッションで何回くらいできたか確認する．ただし，1日の上限は50回程度（20分程度）とする．
- できれば毎日継続して1ヵ月間が理想だが，仮に間をあけても2日以上はあけないようにする．運動学習理論では，一度にたくさんの練習をするよりも，少しずつ毎日継続する方が高い効果があるといわれている．間をあけるということは運動の記憶を残せないということでもある（p.49 図2参照）．
- 実際には，ストローや代用できるもので構わない．ポイントは，くわえたときに口唇が閉じ適度に口腔内に圧が高まることである．そのことが効果を高めると理論的には考えられている．

4 その他の方法

- 前述の方法は，いずれも呼気による発声時に声道の緊張を緩和したり，喉頭位置を矯正したり，声道の形態を変えることで声帯の緊張を緩和する方法である．
- 前述のいずれの訓練にも心理的に強い抵抗を示したり，声帯振動が観察できないほど仮声帯が接近している場合，吸気時に発声すると唯一の声門開大筋である後輪状披裂筋が活動するために声帯の過緊張が軽減される．

吸気発声法

吸気発声の原理

- 後輪状披裂筋の働きによって声門上部が狭窄する仮声帯発声や痙攣性発声障害，過緊張性発声障害に有効であるといわれてきた．
- Kelly, Cらの先行研究（1999）では，健常者では明らかに声門閉鎖度を通常の発声時と吸気発声時と吸気発声に続く呼気発声時で比べると，吸気発声時が最も声門閉鎖度が低くなることが報告されている．加えて，吸気発声に引き続く呼気発声も通常の発声に比べると声門閉鎖度が低くなる傾向が認められた．すなわち，吸気発声とそれに続く呼気発声は声門の緊張を緩和すると考えられる．
- また，吸気発声時には基本周波数は高くなり，裏声発声に近い声門の状態となることもわかっている．
- 声門上部の狭窄つまり仮声帯発声については従来いわれてきた吸気発声の開大効果は個人差が大きく一定の傾向はないようである．
- 仮声帯発声の改善を目的として吸気発声を用いる場合は，つねに喉頭の観察をしながら行うことが必要である．この方法は通常の発声とかなり異なるので指導がむずかしく，定着させるというより喉頭の緊張緩和の手がかりだというように考えるべきである．

吸気発声の実際

- 言語聴覚士が吸気発声のメカニズムについて説明し，実際にモデルを示す．このとき，吸気発声の目的は喉頭の緊張の緩和であり，決して吸気発声で日常会話も発話するわけでなく，喉頭の緊張緩和ができればこの方法はやらないことを説明しておく．
- まず，患者に普通に口から吸気動作を数回行ってもらう．続けて，吸気時に発声してもらう．このとき，吸気動作に合わせて肩を上げ，呼気動作に合わせて肩を下げるようにすると誘導しやすい．
- うまくいかない場合には，吸気動作で肩を上げるときに驚いたふりを大げさに，短く「ハッ」と息をのんだ様子をやってもらい誘導する．言語

聴覚士が積極的にモデルを何度も示さないと誘導しにくい.
- 吸気発声で / ha /「ハ」/ he /「ヘ」が可能となれば，そのまま続けてできるだけやさしく同様に / ha /「ハ」/ he /「ヘ」を発声させる.
- 声門の状態は変えないで，呼気の方向が出たり入ったりしている感じを患者に体得してもらう．この感覚ができるまで繰り返す.
- 安定した吸気発声と続く呼気発声ができるようになれば，吸気部分では発声せず，呼気部分だけ発声させる．このとき，肩の動きを使うと誘導しやすい．つまり，肩を上げて吸気し，肩を下げながら呼気と柔らかい発声をするように指示する（ちょうど，ため息法で発声している感じである）.
- 以下は，あくび・ため息法の / h / を語頭音とする単語や短文の練習に準ずる.

練習のポイント
- つねに患者自身に自分の声門の状態を意識させ，呼気が出たり入ったりしている感じを体得してもらう.
- 患者が納得（体感）できるまで何度も繰り返すこと.
- 声帯が乾燥しやすいので，水分摂取を十分配慮する.

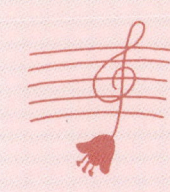

Coffee Break

Belt, Twang, Call, Y-Buzz

　一般に声帯の緊張を緩める訓練を行うと，患者によっては「こんな声では仕事ができない」とか「声が（教室の）うしろまで届かない」，「大勢の前で話すことができない」と訴えることがあります．本来は，大きな声を出しても声帯へのダメージが少ない発声ができなければ訓練は終了したとはいえません．しかし，症状対処的音声治療ではそこまでの過程の詳細な記載はありません．一方，声楽では Belt, Twang として，演劇舞台分野では Call, Y-Buzz として，いわゆる「明るく通る声」を出す方法があります．Belt, Twang は，声門上の喉頭室と仮声帯部分を狭くし，さらにその上の咽頭腔を拡げるか狭くします．Call も同じように声門上の喉頭室と仮声帯部分を狭くし，さらにその上の咽頭腔を拡げます．Y-Buzz は逆に声門上部，咽頭腔を拡げ，声道出口の口唇を /y//i/ の口型で閉じます．声を響かせるには，声門上部から口唇までの声道をメガフォンのように使うか，逆メガフォンのように使うことで第 1 フォルマントの近くの調波成分が増強され響く声となります．ただし，Belt は声門上部だけでなく声帯も閉じることがあるので，声楽トレーナーによっては声帯へのダメージを心配してすすめないトレーナーもいます．Call も同様です．Twang は鼻にかけた，いわゆる猫の鳴き声のような声で声道の一部に開放部があり，Belt ほど声門が絞まることはないと思われます．

2 発声時の緊張を変える訓練
（3）声帯の緊張を高める

- 声帯の緊張を高める訓練は，直接的に声帯の緊張を緩めることがむずかしいので自動反射的な運動（息こらえ）を利用する方法と，声帯の位置を矯正する方法の2つがある．

1 **自動反射的な運動を利用する方法**
  a）プッシング法
  b）硬起声発声
2 **声帯の位置を矯正する方法**
  a）頭位変換法
  b）指圧法

- 声帯の緊張を高める訓練は，やり過ぎは反対に声帯の炎症や過緊張をもたらすのでよくない．できれば声帯の状態をつねに確認しながら訓練をすすめるのが望ましい．耳鼻咽喉科医といっしょに喉頭ファイバースコピーやストロボスコピーで観察する必要がある．少なくとも初診時，訓練最終回，フォローアップの3回は声帯の観察をする．観察を行えない場合は，訓練は行わない．
- 緊張を高める訓練なので，高齢者で血圧が高いなどの循環器疾患がある場合には主治医と相談して行う．
- 訓練中はつねに高い負荷がかかるので疲れやすい，ということを理解しておく．したがって，長時間の訓練は望ましくない．短時間で頻回に行うほうがよい．
- 訓練中は水分摂取に十分配慮する．

1 自動反射的な運動を利用する方法

- 重いものを持ち上げるとか鉄棒などにぶらさがるような，瞬発的に上肢に力を入れる動作をすると必ず胸郭を固定するために息をこらえる．このように上肢と胸郭は相互に連絡し合っている．
- 胸郭を固定するためには，胸腔に吸気を取り込んで漏らさないように喉頭を絞扼し気道閉鎖をしなければならない．胸郭の固定とはいわゆる「息む」動作であり，「息む」ことで瞬発的に上肢に力を入れることができる．この際，声門は強く閉じている．
- 上肢を利用して「息む」という動作を行えば，自動反射的に声門を閉じることが可能である．この連鎖を利用した訓練がプッシング法である．硬起声発声も軽く「息み」ながら発声を開始する方法で，いわばプッシ

ング動作のない「息み」声といえる．
- 健常者でプッシング動作に伴う発声時の声門下圧を測定した石毛らの研究（1996）では，発声直前に声門下圧が急激に上昇し，起声と同時に徐々に下降するがプッシング動作を持続する限りは通常発声よりも高い声門下圧が維持されることが示されている．つまり，強い声門閉鎖が維持されると考えられる（図13）．

a) プッシング法

プッシング法の原理

- 咀嚼法を考案したFroeschels, Eが軟口蓋麻痺患者の非観血的訓練として行っていた方法（1944）が原法である．共同研究者であるWeiss, Dが一側の喉頭麻痺患者に応用し，さらにKastein, Sが中枢神経疾患患者の呼吸・発声訓練に部分的に変更して使ったのが始まりとされている．
- 彼らが発表した原法（1955）を以下にまとめる．
  1. 両腕の握りこぶしを胸前にかまえ，肘を支点にしてすばやく握りこぶしを振りおろしながら（この動作がいわゆる本来の「プッシング動作」である）「アー」と発声させる．
  2. 発声が可能であれば，すぐに短い無意味音節や短い単語を5～10回30分おきに発声させる．初日は30分おきに丸1日この練習を繰り返す．
  3. 翌日から1時間おきに，同様に丸1日繰り返し，1週間続けると改善が認められるとしている．
  4. 日常会話への般化の第一歩として，1回のプッシング動作で同じ音声や単語を同じ大きさの声で何回か繰り返し発声したり，徐々にプッシング動作を減らしていく．

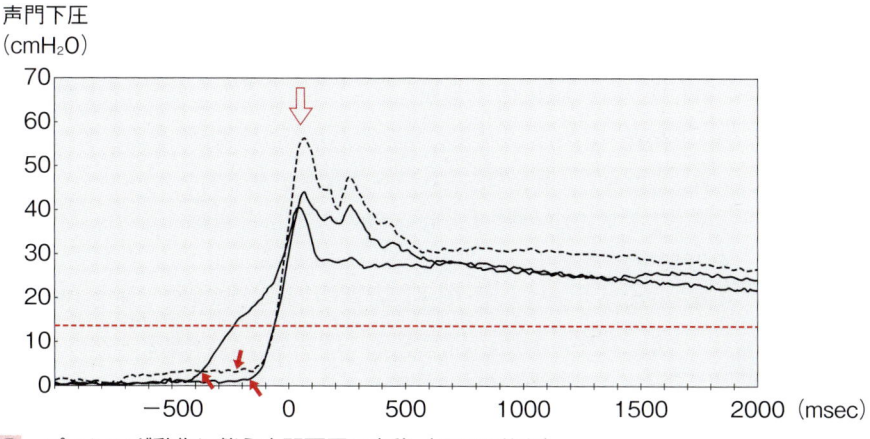

図13 プッシング動作に伴う声門下圧の変移（3回の施行）
健常者が大きな声を出すときの声門下圧を赤の点線で示した．⇩は起声点，↓はプッシング開始時点である．起声以後も高い声門下圧が維持されている（石毛，1996）

⑤ 次にイメージでプッシング動作を行いながら発声するように促す．つまり，実際のプッシング動作は行わず，プッシング動作をしているつもりで発声するのである．この段階では，呼吸の調節訓練も並行して行う．

● その後いろいろな研究者によって，腕を振りおろすプッシング動作は，自分の座っている椅子を持ち上げるか，壁や机を押すか，両手を身体の前で組んで強く左右に引くか押し合う動作に変わってきた（図14，15）．
● いずれにせよ，上肢へ力を入れながらタイミングよく発声させることが重要である．実際に喉頭麻痺患者でプッシング法を施行すると声の大きさが10 dBほど上昇したという報告もある．
● 基本的に一側声帯が麻痺して正中位で固定しない場合，声門は閉鎖していない．したがって発声時には呼気の漏出を代償すべく，すでに力んだ状態となっており，いわゆる過緊張型の発声になっていることも多い．その状態で，プッシング法のようにさらに声門閉鎖を促進する訓練が本当に必要かという指摘もある．
● プッシング法の過度の練習により，いわゆるのどづめ発声が逆に習慣化する可能性があることを指摘する研究者もいるので注意が必要である．
● プッシング法の原理は胸郭の固定であり，つねに発話時に胸郭固定のような筋緊張を強いるとしたら，発話のたびに疲労感が高まる可能性もある．
● プッシング法の効果が10 dBの音圧上昇だとすると，仮に話声位での声の強さが65 dBの場合，75 dBに上昇すると考えられる．しかし，これはいわゆる正常の話声位の声の強さであり，広い場所やにぎやかな場所で話す必要のある患者にとっては実用的な強さとはならない．
● 以上のことを考慮のうえで，プッシング法の適応を考えなくてはならない．以下にその条件を示す．
  ① 喉頭麻痺が発症から1年未満で自然治癒の可能性がある場合．
  ② 音声外科的治療が何らかの理由で困難である場合．
  ③ 声帯に炎症や喉頭肉芽腫など器質的疾患がない場合．
  ④ 発声時に麻痺側声帯ができるだけ正中位に近い位置で固定している場合．
  ⑤ 発声時に左右声帯のレベル差がない場合．
  ⑥ 力まずに口を開けて息こらえができるか軽く咳払いをして有響音声が出る場合．
  ⑦ 声を使うのが日常会話レベルであり，特別に大きな声を使う必要がないか，声の使用頻度がそれほど高くない場合．

プッシング法の実際
● 耳鼻咽喉科外来で喉頭ファイバースコピーで前述の条件の③から⑤までを確認する．声帯の炎症所見や喉頭肉芽腫が認められる場合は，そちら

の医学的治療を優先する．
- 喉頭ファイバースコピーを挿入した状態で，通常の発声で /i:/「イー」と長く発声してもらい，麻痺側声帯の固定位置や声帯振動の状態を観察する．正中位固定であれば，発声時に両側声帯は接触しているはずである．発声時に両側声帯が接触しない場合には，力まずに口を開けて息こらえができるか喉頭ファイバースコピー下に確認する．同様に軽く咳払いをしてもらい，声帯が接触するか確認する．
- 息こらえや咳払いができるならば，喉頭ファイバースコピー下に実際のプッシング法を試行してみる．
  ① 患者に身体の前で両手を組んでもらい，大きく息を吸って，息を止めてもらう．このとき，声門が閉じることを必ず確認する．組んだ両手を左右に強く引っ張りながら，/i:/「イー」と長く発声してもらう．両手を引っ張るのと発声開始が同期するように気をつける．両手を引っ張っている間は発声することを指示して数回試みる（図14）．
  ② 通常発声に比べ，声が大きくなること，声質も気息性嗄声が軽減すること，発声持続が長くなることを確認し，改善傾向が認められればプッシング法の適応ありと判断する．
  ③ 通常発声の状態で，声門上部の狭窄が観察される場合，プッシング法を喉頭ファイバースコピー下に実施をして，声門上部の狭窄が軽減するか観察する．狭窄が軽減する場合は，プッシング法で声門閉鎖が促進され，声門上部の狭窄による代償運動がなくなったと考える．
  ④ 狭窄が軽減せずむしろ増悪する場合には，プッシング法による訓練は適応なしと考え，他の声帯の緊張を高める訓練か逆に声帯の緊張を緩める訓練を含めた総合的な訓練を再度考える必要がある．
- 喉頭ファイバースコピーのビデオ録画や喉頭の模型を使いながら，患者に現在の発声時の喉頭の状態を説明する．
- 息を止める，あるいは詰める動作が重要であることを説明し，数回にわたって息を止める（詰める）動作を練習する．このとき，患者によって

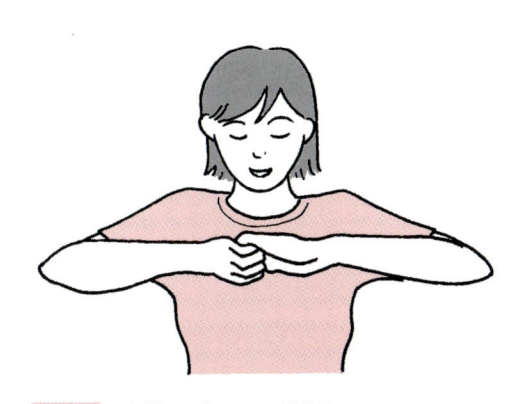

図14　実際のプッシング動作

は，口唇で息を止める（詰める）ので口を軽く開けた状態で行う．また，鼻咽腔閉鎖機能不全がある場合には，ノーズクリップで鼻腔を閉鎖してから行う．

- 両手を胸前で組んで，息を吸ってもらう．息を止める（詰める）動作に合わせて両手を強く左右に引いてもらい，息を詰めたままで母音 /iː/「イー」を発声してもらう．母音 /i/ /e/「イ」「エ」が5母音のなかでは声帯の緊張を誘発しやすい．
- 両手を引っ張る力加減は，患者にのどづめが体得できる程度とし，無理な力みは必要ないことを説明する．笑顔で引っ張れる程度と著者は説明している．
- 言語聴覚士は練習中の患者の声をききながら，粗糙性あるいは努力性嗄声成分がないか気をつける．特に発声の終止部でこの傾向が強くなる．これらの成分が強い場合には，両手を引く力を緩めるか，全身的な緊張を緩めるよう指示する．
- 1回の発声を続ける時間は，患者の状態によるが2〜3秒程度を上限とすればよい．原法では，プッシング動作は胸前から腕を振りおろす動作に合わせて発声させるので，発声持続はそれほど長くないと考えられる．母音 /iː/「イー」や /eː/「エー」が安定して数秒間発声できるようになれば，他の母音に移る．
- 単母音が可能になれば，母音を2〜3個組み合わせた無意味音節（/ia/「イア」，/euo/「エウオ」など）に移行する．母音の組み合わせで可能であれば，母音＋有声子音，母音＋無声子音などの組み合わせに随時移行する．
- 母音で始まる短い単語，有声子音で始まる短い単語，無声子音で始まる短い単語，さまざまな長さの単語，短い文章，長い文章へと段階を見極めながら進む．言語聴覚士はつねに患者の声を注意深くきき分け，のどづめ（粗糙性成分や努力性成分が増えるボーカルフライ）になっていないか確認する．
- 母音の組み合わせや短い単語にすすむ段階くらいから，両手を引っ張る動作を徐々に減らし，患者が自身の喉頭を詰めた感覚だけで発声できるように誘導する．
- 最後にアクセント位置によって意味が変わるような単語や肯定文と疑問文のようにプロソディに関連した練習を行う．

> **練習のポイント**

- 喉頭が過緊張状態になっていないか，つねに注意を払う．確信がもてない場合には，できるだけ喉頭ファイバースコピーを実施し声門の状態を観察する．
- プッシング動作は両手を引くだけでなく，自分の座った椅子を持ち上げ

る動作や手を合わせて押し合う動作など，上肢を利用した「息む」動作ができれば特にこだわる必要はない（図15）.
- 患者が声門閉鎖の感覚を体得できれば，できるだけ早い時期にプッシング動作を減らすこと．
- 長い時間（20〜30分）よりも短時間（5〜10分）で一日に何度も繰り返すほうが効果的である．
- 最初の2〜3セッションはあまり間をおかずに（たとえば1日おき）集中的に練習し，患者自身で声門閉鎖の感覚がつかめ自身で調節できるようになれば少しずつ間をおいてもかまわない．
- 家庭学習として5分を上限に一日に10回程度30分から1時間おきに練習してもらう．
- 長時間の訓練は過労をもたらすので，実際の訓練でも家庭学習でも気をつける．
- 麻痺側の声帯に適度な緊張が得られず，声門が閉鎖しても声質があまり改善しない場合がある．この場合には，声の高さを変える（一般的には高くすると声帯が前後に伸長し緊張が得られる）と声質が変化することがあるので試してみるとよい．
- 基本的にプッシング法による訓練は8セッション程度で終了し，最初の2〜3セッションはプッシング動作を伴うが，それ以降はプッシング動作を伴わずに練習する．
- 喉頭麻痺が認められれば，プッシング法の適応と必ずしも一対一対応とはならない．場合によっては，むしろ声帯の緊張緩和が必要となる患者もいるので注意する．

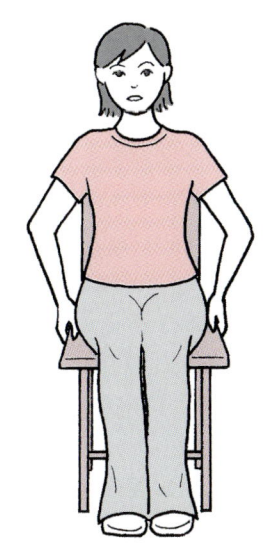

図15 座った椅子を持ち上げるプッシング動作

b) 硬起声発声

硬起声発声の原理

- 硬起声は喉頭筋電図によると，発声に先立ち側輪状披裂筋と甲状披裂筋（声帯筋）が強く緊張し，発声直前に一瞬緩むものの再び強く緊張している．簡単にいうとプッシング動作の伴わない「息み」発声といえる（p.77，図5参照）．
- プッシング法よりも硬起声発声の方が有効であると主張する研究者もいる．その根拠は，プッシング動作による必要以上の声帯緊張と，それに伴う声帯粘膜のダメージ，発声に伴う疲労感などを臨床上経験するからである．
- 著者は，プッシング動作を伴ったほうが声門閉鎖の感覚を体得しやすい患者と，いわゆる「息み」発声が簡単にできる患者で使い分ければよいと考えている．患者によっては硬起声発声で大きな声を出す感覚に心理的に抵抗をもつ者もいるので，その場合，プッシング法を用いたほうが有効である．

硬起声発声の実際

- 耳鼻咽喉科外来で，喉頭ファイバースコピーで前述の条件の 3 から 5 までを確認する．声帯の炎症所見や喉頭肉芽腫が認められる場合は，そちらの医学的治療を優先する．
- ファイバースコピーを挿入した状態で，通常の発声で /iː/「イー」と長く発声してもらい，麻痺側声帯の固定位置や声帯振動の状態を観察する．正中位固定であれば，発声時に両側声帯は接触しているはずである．
- 発声時に両側声帯が接触しない場合には，力まずに口を開けて息こらえができるか喉頭ファイバースコピー下に観察する．同様に軽く咳払いをしてもらい，声帯が接触するか観察する．
- 息こらえや咳払いができるならば，喉頭ファイバースコピー下に実際の硬起声を試行してみる．患者に大きく息を吸った後，息を止めてもらう．このとき，声門が閉じることを必ず確認する．
- 息を止めた状態から，口をやや突き出してシャープに /o/「オッ」と短く発声してもらう．通常発声に比べ，声が大きくなること，声質も気息性嗄声が軽減することを確認する．この動作が楽にできれば，硬起声発声の適応ありと判断する．
- 声門上部の狭窄が観察される場合，硬起声発声を喉頭ファイバースコピー下に実施をして，声門上部の狭窄が軽減するか観察する．狭窄が軽減する場合は，硬起声発声で声門閉鎖が促進され，声門上部の狭窄による代償運動がなくなったと考えてよい．
- 狭窄が軽減せずむしろ悪化する場合には，硬起声発声による訓練は適応

- なしと考え，他の方法を考える．
- 喉頭ファイバースコピーのビデオ録画や喉頭の模型を使いながら，患者に現在の発声時の声門の状態を説明する．
- 息を止めるあるいは詰める動作が重要であることを説明し，数回にわたって息を止める（詰める）動作を練習する．このとき，患者によっては，口唇で息を止める（詰める）ので口を軽く開けた状態で行う．また，鼻咽腔閉鎖機能不全がある場合には，ノーズクリップで鼻腔を閉鎖してから行う．
- 息を止める（詰める）動作に合わせて息を詰めたままで母音/o/「オッ」を鋭く発声してもらう．言語聴覚士はモデルを示す．このとき，口型はやや大げさに口唇を前に突き出して行う．
- 言語聴覚士は練習中の患者の声をききながら，粗糙性あるいは努力性嗄声成分のボーカルフライがないか気をつける．これらの成分が強い場合には，もう少し呼気を出して声帯の緊張を緩めるよう指示する．
- 母音/o/「オッ」が安定して発声できるようになれば，/o:/「オー」と少し長く発声してもらう．/o o:/「オッ，オー」と最初の/o/「オッ」で声門閉鎖を安定させてから持続して発声するほうがうまくいくこともある．
- 母音/o:/「オー」ができる限り長く持続できるようになれば，語頭に/o/「オ」のつく単語を練習する．
  （例）おうじょ（王女），おうこく（王国），おおゆき（大雪），おおぜき（大関），おおかみ（狼）など．
- 母音で始まる短い単語，有声子音で始まる短い単語，無声子音で始まる短い単語，さまざまな長さの単語，短い文章，長い文章へと段階を見極めながらすすむ．言語聴覚士はつねに患者の声質を注意深くききわけ，のどづめ（粗糙性成分や努力性成分が増えるボーカルフライ*）になっていないか確認する．

> **サイドメモ** * **ボーカルフライ**
>
> ここでいう粗糙性・努力性嗄声は，ボーカルフライを指している．本来は，パルス音のように声域下限（70 ± 10Hz）で泡立つようにポツポツ散発的に出る音で，パルスレジスターと呼ぶこともある．声域下限で声帯振動の閉鎖期が非常に長く発声に使用される呼気流量は最も少ない発声とされている．この発声は文のちょうど終わり頃で声が消えかかるときに出やすいので，音声治療では禁忌とすることが多い．しかし，声帯振動の観測によると声帯粘膜様部では非常に弛緩しているようにみえることから，声帯の緊張を緩める訓練として提案している研究者もいる．しかし，ボーカルフライについてはわかっていないことが多いので，今回は取り上げていない．

> **サイドメモ** **半嚥下 Boom 法について**
>
> 嚥下時に，気道に食塊が流入しないように喉頭蓋，仮声帯，声帯が閉じることはよく知られている．いわゆる誤嚥の防止機構である．この反射作用を利用して，嚥下と同時に発声を促す方法が半嚥下 Boom 法と呼ばれている．理論的には，嚥下時に声帯は確かに閉じているが，声門上部の仮声帯や喉頭蓋も閉じており喉頭全体の狭窄が認められること，発声時と嚥下時の声門の閉鎖力が同じかどうかわかっていないこと，嚥下時の声門閉鎖は非常に短時間であることなどから，音声治療技法として適当か生理学的な根拠がはっきりしない．そのような理由から著者はこの方法を使っていない．

- 患者が自身の声門を詰めた感覚だけで発声できるように誘導する．
- 最後にアクセント位置によって意味が変わるような単語や肯定文と疑問文のようにプロソディに関連した練習を行う．

>**練習のポイント**

- つねに喉頭の過緊張状態になっていないか注意を払う．確信がもてない場合には，できるだけ喉頭ファイバースコピーを実施し喉頭の状態を観察する．
- プッシング法に比べて長い時間の練習も可能である．たとえば，母音 /o/「オ」の持続発声練習を 15 回程度，単語の発声練習を一単語につき 5 回程度の繰り返しで 10 単語，日常の挨拶など慣用句を 10 文程度で 5 回繰り返す，など．
- 最初の 2～3 セッションはあまり間をおかずに（たとえば 1 日おき）集中的に練習し，患者自身で声門閉鎖が調節できるようになれば少しずつ間をおいてもかまわない．
- 家庭学習として 10～15 分を上限に，一日に 3 回程度練習してもらう．
- 喉頭麻痺が認められれば，硬起声発声の適応と必ずしもならない．場合によっては，声帯の緊張緩和が必要となる患者もいるので注意する．

2 声帯の位置を矯正する方法

- 頭位を変えたり甲状軟骨側板に圧迫を加えて，物理的に麻痺側声帯の位置を正中位に近づけようとする方法である．声帯の緊張を高めるというよりも声帯の位置を変えることで同様の効果を期待した方法といえる．
- 先行研究による報告はないが，一色の甲状軟骨形成術（1977）の一部はこの原理を応用した喉頭の枠組み手術であり，画期的な手術法として国際的に認められている．また，言語聴覚療法の分野でも臨床的に有効性は認められてきた．
- 簡便である反面，つねに物理的な外力が必要であり，いわゆる日常生活への般化がむずかしいという短所もある．研究者によっては，実際のコミュニケーション場面で頭位変換法や指圧法を用いることは審美的に好ましくなく，患者も嫌がると主張する者もいる．著者も同意見である．電話場面や必要に迫られた場合のみ，この方法を用いるようにしている．
- ただし，プッシング法などに比べ，患者自身の身体的な努力は少ないので高齢者や全身状態が悪い患者，上肢の麻痺が認められる患者には試みる価値はある．

a）頭位変換法

（手書きメモ：マヒの人に使うことが多い．）

頭位変換法の原理

- 頭位を変えることで声帯の位置を物理的に正中位に寄せて発声を可能とする方法であるが，頭位と声帯の位置というのは一定の関係はよくわかっておらず，試行錯誤的に患者にとって最もよい頭位を探すしかない．
- 頭位は頸部の可動域から基本的に以下の5方向に分けられる（図16）．
  1. **顎を引いて頭を前屈する．**視線は床に向かう．顎を引くことで舌骨が甲状軟骨を上から押さえ込む形になるので，喉頭の挙上を抑制し声帯の緊張を緩和すると同時に甲状披裂筋（声帯筋）が緩み，声の高さが低くなると考えられる．したがって，声帯の緊張を高める訓練には通常は用いない．
  2. **前頸部を伸展させ頭を後方へ反らす．**視線は天井に向かう．前頸部を伸展させることで舌骨は挙上し，甲状軟骨も引っ張り上げられる形になるので，声帯の緊張が増し，甲状披裂筋が前後に伸長し声が高くなると考えられる．
  3. **頭はまっすぐ立てたまま，左右どちらかの耳が肩に付くように倒す．**視線は前方に向かう．頭を倒すことで伸展した頸部側の声帯位置が反対側の声帯の位置よりも高い位置に引き上げられると考えられる．したがって，喉頭麻痺患者で発声時に声帯のレベル差が認められる患者に有効とされているが，詳細は不明である．

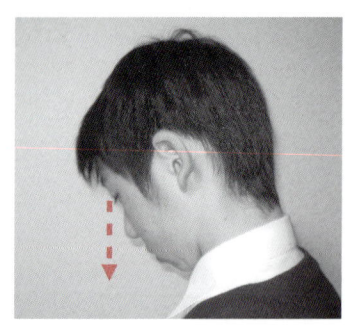

① 顎を引いて頭を前屈する．視線は床に向かう

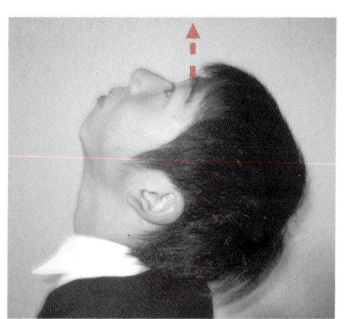

② 前頸部を伸展させ頭を後方へ反らす．視線は天井に向かう

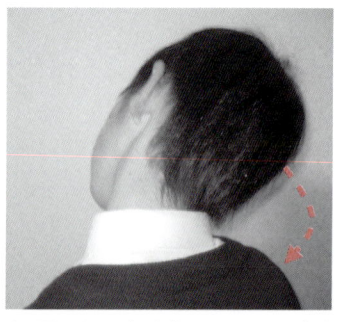

③ 頭はまっすぐ立てたまま，左右どちらかの耳が肩に付くように倒す．視線は前方に向かう

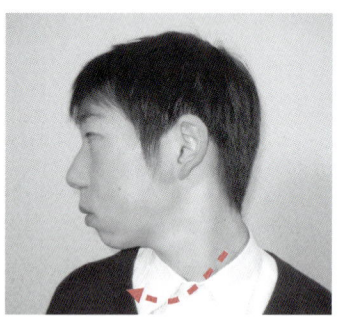

④ 頭はまっすぐ立てたままで，顎が左右どちらかの肩に付くように回旋する．視線の高さは変わらず，回旋した方向へ向かう

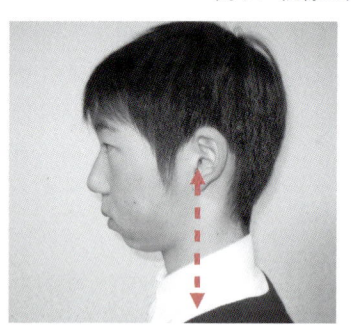

⑤ まっすぐ前を向いたニュートラルな状態

図16 頭位の基本的な5方向

④ **頭はまっすぐ立てたままで，顎が左右どちらかの肩に付くように回旋する．**視線の高さは変わらず，回旋した方向へ向かう．頸部を回旋させることで，回旋に伴い一方の声帯が伸長され内方へ機械的に寄ると考えられる．したがって，発声時の声門閉鎖が回旋によって改善できるとされている．

⑤ **まっすぐ前を向いたニュートラルな状態．**

- 経験的には一部の患者でこれらの方法が有効なことがあるが，全ての患者で適応があるわけではない．頸部の状態と声帯位置におおまかな関係性は認められるが，未だ一定の規則性が認められているわけではないので患者の状態を観察しながら試行錯誤的に行うしかない．
- 改善を示した頭位から発声練習をしながら徐々に元のまっすぐ前を向いたニュートラルな位置に段階的に戻すとする研究者もいる．しかし，毎セッションごとに厳密な頭位で固定できるわけではなく変化も小さいので実用的ではないと著者は考えている．

頭位変換法の実際
- 耳鼻咽喉科外来で鼻腔から喉頭ファイバースコピーを挿入して以下の条件で患者に発声してもらい，声帯の位置の確認をする．
- ❺のニュートラルな状態で患者に母音を持続発声させる．言語聴覚士はこの段階で患者の声質，声の高さ，大きさをしっかり確認しておく．
- 同じ母音（特に指定はない）を持続発声させながら，❷から❹について頭の位置を変えながら，注意深く患者の声質，声の高さ，大きさの改善をきき分ける．
- 一方向であまり改善が認められなければ，❶❷と❸❹の組み合わせで試してみる．たとえば，前屈した状態で回旋するなどである．何回か試みて声の改善がない場合は，適応なしとして他の方法を試みる．
- 声の改善が認められた頭位を確認しておく．
- 患者に頭位変換法の原理をわかりやすく説明する．
- 喉頭ファイバースコピー下に最も声帯が接触し声質や声の大きさや高さに改善が認められた頭位を患者と言語聴覚士で再度確認する．
- 改善の認められた頭位で，母音から単語，短文，短い会話という段階で発声練習を行う．
- この練習は，頭位の変換だけなので患者自身の疲労感は少なく，プッシング法などに比べ，長く（20〜40分）練習を行っても構わない．

練習のポイント
- 声の変化は小さいので注意深いきき分けが必要．
- 声の変化は必ずしも改善だけではなく悪化もありえるので，注意をして改善する頭位を探す．
- 毎回同じ頭位を固定することはむずかしく，日によって違いがあるので，あまり現実的な方法ではないことを言語聴覚士は理解しておく．
- 声が改善する頭位変換点を確実に患者が自覚できないと，セッション毎に声が変動し効果が上がらない．したがって，訓練室だけの練習にとどまらず，家庭や日常生活でも頭位を変換させて頻回に発声するように促す．
- 定期的に喉頭ファイバースコピーで声帯の位置を確認すること．

b) 指圧法

指圧法（digital manipulation）の原理
- 甲状軟骨外側板を用手的に圧迫することで発声時の声帯の位置を正中へ寄せる方法である．
- 音声外科の領域では，一色の喉頭マニュアルテスト（次頁サイドメモ）（1977）の一つとして，甲状軟骨形成術の適応と術式の選択に用いられてきた．

サイドメモ 一色の喉頭マニュアルテストとは

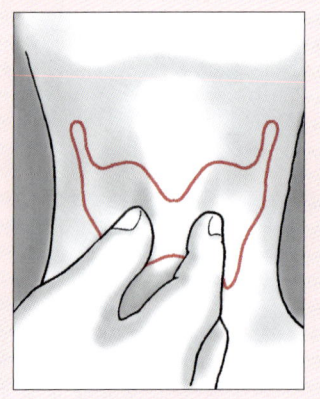

① 甲状軟骨翼圧迫テスト：右手で両甲状軟骨翼を挟むようにもち，翼を両側から圧迫し声門間隙を小さくする

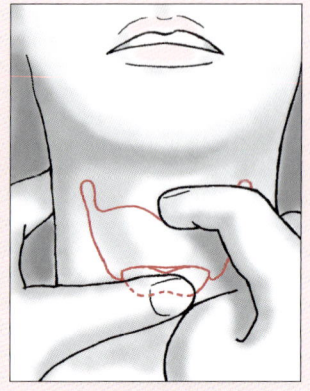

② 輪状甲状軟骨間接近テスト：右人差し指で甲状軟骨切痕部を下方へ押し，左親指で輪状軟骨を上方へ押し上げ，輪状甲状軟骨間の距離を短縮させ声帯伸張をはかる

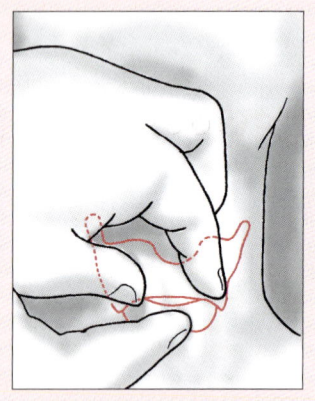

③ 複合型：上記の①②を同時に行う．つまり，甲状軟骨翼の側方からの圧迫と輪状甲状軟骨間接近を同時に行い声門間隙の狭小と声帯伸張をはかる

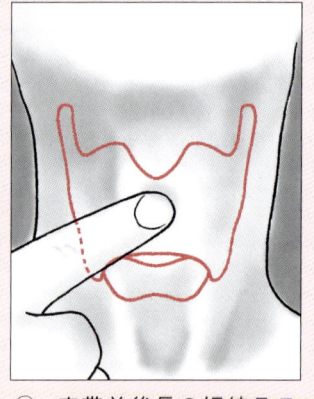

④ 声帯前後長の短縮テスト：一色の原法にはなかったがその後追加された方法で，声帯前交連を背側に圧迫し，声帯長を短縮させ緊張を緩める

　著者は，この喉頭マニュアルテストを耳鼻咽喉科外来で喉頭ファイバースコピーを挿入しているときに施行し，声帯の状態と患者の声の変化を確認しながら，音声治療の方向性を考える．つまり，①の場合は，声帯の緊張を高める訓練，④の場合は声帯の緊張を緩める訓練を考える．②の場合は後述する声の高さの訓練，③の場合は声帯の緊張を高めて声門閉鎖を促進しかつ声の高さも訓練するというように大まかな方向付けをするのに使っている（文献10より改変）．

- 言語聴覚療法の領域では，McFarlane, S（1991，1998）らがさらに声帯麻痺患者の音声治療の方法を検討し，指圧法の効果が高いことを報告している．Boone, D（2005）らはさらに先の頭位変換法と併用して用いることなどを詳述している．
- しかし，甲状軟骨に加える圧迫の強さや場所については詳細な記述はなく，試行錯誤的に患者の声をききながら変えていくしかない．
- 持続的な効果はなく，圧迫しているときのみの変化なので，日常生活への般化はない．日常生活で使う場合も，つねに患者が自身で甲状軟骨を圧迫する必要があり，片手が塞がるという問題点もある．

指圧法の実際（Boone, D の方法）
- 言語聴覚士は指圧法の施行前に，指の爪を短くし，指輪等のアクセサリー類ははずしておく（患者の肌を傷つける可能性があるものははずす）．指圧をする指を温めておく（冷たい指でマッサージをするとかえってふれた筋肉を緊張させることになる）．
- 指圧法を施行する前に，声門間隙があるために発声時に呼気が漏れて，気息性の声になっていること，外部から声帯の位置を変えることによって声の改善をはかることを患者に説明する．
- 耳鼻咽喉科外来でファイバースコピーで前述の条件の3から5までを確認すること．声帯の炎症所見や喉頭肉芽腫が認められる場合は，そちらの医学的治療を優先する．
- ファイバースコピーを挿入した状態で，通常の発声で／a：／「アー」と長く発声させ，麻痺側声帯の固定位置や声帯振動の状態を観察する．正中位固定であれば，発声時に両側声帯は接触しているはずである．
- 最初に，実際に母音／a／「ア」で発声してもらい声質と声の高さを確認しておく．
- 患者に顎を引いた状態で前を向いてもらい，母音／a：／「アー」を少し長く発声させる．この途中で言語聴覚士は喉頭の状態を確認しながら麻痺側の甲状軟骨の声帯レベルを内方へ中指か人差し指の腹を使って圧迫する．喉頭ファイバースコピーでも麻痺側声帯が内方へ寄っていることを確認する．
- 言語聴覚士は注意深く患者の気息性嗄声が改善し，声が大きくなるかをきき分ける．変化がわかりにくい場合は，圧の加え方をゆっくりかけるのではなくすばやくかけるか，数回繰り返して行ってみる．
- 改善が認められないようであれば，健側の甲状軟骨の声帯レベルの圧迫を同様に施行し，声の変化をきき分ける．
- 改善が認められなければ，さらに患者に顎を引いて前を向いてもらい頭はまっすぐ立てたままで，顎が左右どちらかの肩に付くように回旋させる．視線の高さは変わらず，回旋した方向へ向かう．この状態で麻痺側

第3章　症状対処的音声治療

と健側の甲状軟骨の声帯レベルの圧迫を試み，声の変化をきき分ける．
- 最も改善が認められた頭位と甲状軟骨の圧迫を訓練室でも引き続き練習する．

練習のポイント

- 頭位と甲状軟骨の圧迫側とには一定の規則性はなく，試行錯誤的に探すしかない．
- 毎回同じ頭位と同じ圧迫位置を固定することはむずかしく，日によって違いがあるので，あまり現実的な方法ではないことを言語聴覚士は理解しておく．
- 声の変化は小さいこともあるので，注意深いきき分けが必要である．
- 声の変化は必ずしも改善だけではなく悪化もありえるので，注意をして改善する頭位と圧迫点を探すこと．
- 患者自身が適切な頭位と圧迫点を的確に探して声を改善できるようにすることが目標である．したがって，訓練室だけの練習にとどまらず，家庭や日常生活でも頻回に発声練習するように促す．
- 定期的に喉頭ファイバースコピーで声帯の位置を確認すること．

3 声の高さを変える訓練
(1) 声の高さを変えるとは

- 声の高さは声帯の振動する頻度（振動数）で決まる．声帯の振動数に影響を与えるのは声帯の長さ，声帯縁の質量，声帯の緊張度である．
- 発声時の声の高さの問題は，求められた声帯振動数に声帯の長さと声帯縁の質量と声帯の緊張度が適合していない状態と考えられる．
  1. **声帯の長さが適切でない場合：**
     一般には声帯が長くなると声は低くなる．しかし，喉頭ファイバースコピーで観察すると，声が高くなるにつれて声帯は前後に伸びているのが観察できる．これは，実際には声帯が前後に伸張されると声帯縁の質量も小さくなっているからである．
     小児と成人で比べると，明らかに小児の声帯は成人よりも短く声の高さも高い．成人男性の変声障害は，成人男性の声帯長と声帯縁の質量をもちながら，小児と同じ発声様式で発声していることが問題である．
  2. **声帯縁の質量が適切でない場合：**
     声帯縁の質量が軽いと声は高くなり，逆に重いと低くなる．したがって，ホルモン音声障害のように男性化作用のある薬剤を女性が服用した場合，声帯筋の肥大が起こり声帯の質量が増加すると考えられており声も低くなる．逆に男性の高齢化音声の場合，声帯粘膜固有層中間層で弾性線維の密度低下と全体の厚みの減少により萎縮が顕著に認められ，声が高くなる傾向を示す．つまり，声帯縁の質量が小さくなり声が高くなる．
  3. **声帯の緊張度が適切でない場合：**
     輪状甲状筋の緊張により声帯筋が前後に伸長され，声帯粘膜の可動性が低下すると声は高くなる．声帯筋が全く働かず，輪状甲状筋のみが緊張するといわゆる裏声となる．声帯溝症や声帯瘢痕では声帯粘膜の可動性が低くなり声は高くなる傾向にある．つまり，厳密には声帯粘膜の可動性と声の高さは関連しているといえる．

声の高さを変える訓練

- 声の高さの調節に関与する輪状甲状筋と甲状披裂筋の調節能力を高める訓練である．
- 声の高さを変える訓練は，大きく2つに分けられる．
  1. **声を低くする訓練**
     a) 指圧法（digital manipulation／Kayser-Gutzmann法）
     b) 硬起声発声
  2. **声を高くする訓練**
     裏声・地声変換発声法（弓場メソッド）

- 声を低くする訓練の最もよい適応は，変声障害である．
- 声を高くする訓練の適応は，ホルモン音声障害や性同一性障害の女性化である．しかし，一般に般化がむずかしいとされ，実際はあまり使われないようである．
- 声の高さを客観的に評価できる音響分析ソフトの基本周波数の分析プログラムやピッチ抽出器（楽器店などにある）などがあることが望ましい．鍵盤楽器で代用してもかまわない．
- 訓練の前後，およびフォローアップ中に客観的な声の高さを測定しておく．

3 声の高さを変える訓練
（2）声を低くする

- 典型的な適応患者は変声障害である．声帯の緊張を緩めて声帯長を短くしても粘膜の可動性は変化しないので声帯溝症や声帯瘢痕にはあまり適応はない．
- 声の高さを変えることには患者の心理的な抵抗も大きいことがあるので，十分な説明やカウンセリングが必要である．患者のみの説明やカウンセリングだけでなく，家族や関係者にも十分な説明と配慮を求める必要がある．
- 著者は，父親が単身赴任中で母親と女姉妹ばかりの女系家族の末子という，裏声を使う青年を患者として受け持ったことがあるが，家族が低い声を気持悪がるので家庭では使えないと訴えていた．また，高校生ぐらいの男の子では，学校で急に低くなった声を使うとクラスの皆の注目を引いてしまい，いじめられるので嫌だと訴えた患者も経験したことがある．

a）指圧法（digital manipulation / Kayser-Gutzmann法）

指圧法（digital manipulation / Kayser-Gutzmann法）の原理

- 変声障害は，輪状甲状筋が声帯筋に比して過剰に緊張している状態で，声帯は前後に伸長され声帯縁の質量も小さくなっている．
- 輪状甲状筋の緊張を用手的に抑制し，声帯長を短くし声帯縁の質量を大きくして声を低くする方法が指圧法（digital manipulation / Kayser-Gutzmann法）である．
- 指圧法では，甲状軟骨の甲状切痕よりもやや下の声帯前交連レベルを背側へ押し，声帯長を短くする（図17左）．
- Kayser-Gutzmann法では，甲状軟骨の甲状切痕に指をかけて輪状甲状筋の作用方向（下方）へ押さえることで声帯長を短くする（図17右）．

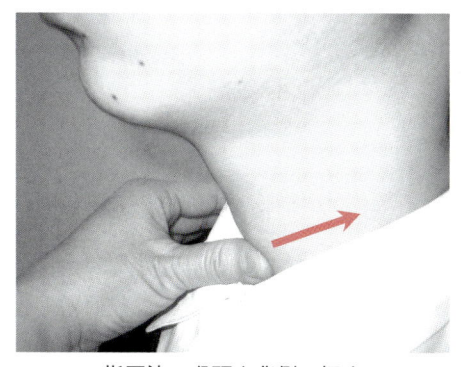

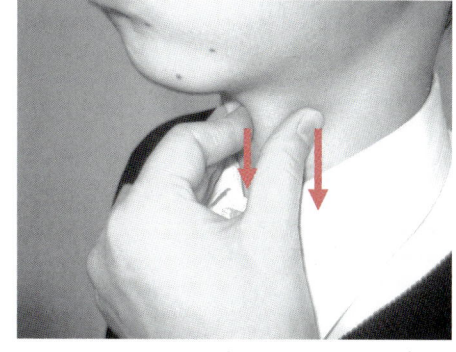

指圧法：喉頭を背側へ押す　　　　Kayser-Gutzmann法：喉頭を下へ下げる

図17 声帯長を短くする方法

- どちらの方法もその場で明らかに声が低くなるので，効果を確認することができる．
- 指圧法（digital manipulation / Kayser-Gutzmann法）による声を低くする訓練は，健常者のいわゆる自然な変声に比べやや話声位が低くなる傾向（1半音程度）があることを指摘した先行研究もあり注意が必要である．
- 患者によっては輪状甲状筋の緊張が強く，裏声様の発声をしていることもある．この場合は，指圧法（digital manipulation / Kayser-Gutzmann法）の効果はないとする研究者もいる．確かに甲状軟骨に指をかけることさえむずかしいほど甲状軟骨が挙上している患者がいることがあるので無理をしない．他の方法（硬起声発声）も考える．

指圧法（digital manipulation / Kayser-Gutzmann法）の実際

- 言語聴覚士は施行前に，指の爪を短くし，指輪等のアクセサリー類ははずしておく（患者の肌を傷つける可能性があるものははずす）．指を温めておく．
- 喉頭ファイバースコピー下に言語聴覚士は図17に示したように患者の甲状軟骨に指をかけて，患者に発声してもらう．明らかに声帯長が短くなり，声も低くなるならばこれらの方法の適応ありとする．
- あまり変化が認められないか，輪状甲状筋の緊張が著しい場合には，他の方法を考える．
- 患者に現在の喉頭の状態と声変わりに関する十分な説明をする．家族が同席していれば家族にも同様に説明する．また，声変わりは成長の過程で誰にでも起きることであり，決して恥ずかしがることはないことを時間をかけて説明していく．
- 理解が得られたら，喉頭の模型を使いながらどういう方法で声を下げるか示し，実際に患者の喉頭にふれる．
- 患者に軽く母音を持続発声させながら，上記の2方法のうち効果が高い方を実施する．
- 数回繰り返したら，患者自身に自分で喉頭にさわってもらい，同じように声が低くなるか確認する．最初のうちは声が少し気息性であってもかまわない．
- 患者に自分で喉頭を押さえてもらいながら，母音でできるだけ長く発声してもらう．安定した（低い）声の高さで持続できるまで繰り返す．安定した声の高さが維持できるようになれば，気息性嗄声がなくなるまでやや大きな声で持続発声を繰り返す（いわゆる地声の定着化）．
- この頃になると，喉頭を自分で押さえなくても安定した低い声を出せるようになっているはずである．
- 次に文章の音読練習を行う．ときに声が裏返ったり高くなるときは，患

者に自分で喉頭を押さえさせながら音読させる．
- 数分間の自由会話をし，声の高さが低く安定していることを確認する．
- 最後に，今までの声と新しい低い声の出し分けをさせる．簡単な文章を今までの高い声と新しく身につけた低い声で音読させる．出し分けができるか，新しく身につけた低い声でしか音読できなければ終了とする．

練習のポイント
- 1～2回のセッションで声は改善するが，患者が思春期の精神的に不安定な時期であると，訓練室では低い声を使うが，家庭や学校では恥ずかしくて使わないということがよく起こる．周囲の理解と配慮を求める必要がある．
- 場合によっては，学校が長期の休み期間中など集中的に訓練を行った方がよいこともある．
- 必ず，訓練室以外での発声の様子を家族や周囲の人からきき取る．患者が新しい低い声を心理的に受け止められるよう十分なカウンセリングを行う．
- セッションは1～2回で終了するが，できれば1ヵ月後や長期休暇中に何回か定期的にフォローアップをする．場合によっては電話によるフォローアップも必要である．

b）硬起声発声

硬起声発声の原理
- この方法は声帯の緊張を高める訓練でもある．輪状甲状筋と甲状披裂筋は，声の高さの調節に際し相対的に拮抗して働く．
- 変声障害は，声の高さの調節に関与する輪状甲状筋と甲状披裂筋のうち輪状甲状筋が相対的に強く活動している状態である．
- 硬起声は喉頭筋電図によると，発声に先立ち側輪状披裂筋と甲状披裂筋（声帯筋）が強く緊張し，発声直前に一瞬緩むものの再び強く緊張している．
- 硬起声発声は，甲状披裂筋の活動を高めて声を低くするという考え方に基づいている．

硬起声発声の実際
- 耳鼻咽喉科外来でファイバースコピーを挿入した状態で，通常の発声で／o：／「オー」と長く発声させ，声帯振動の状態を観察する．
- 力まずに口を開けて息こらえができるかファイバースコピー下に観察する．同様に軽く咳払いをしてもらい，声帯が接触するか観察する．
- 咳払いが無理なく低い声で行えるようであれば，咳払いの後に続けて／o：／「オー」と長く発声してもらう．
- 咳払いが無理な場合には患者に，大きく息を吸ってから息を止めてもらう．このとき，声門が閉じることを必ず確認する．
- 息を止めた状態から，口をやや突き出させシャープに／o／「オッ」と発声してもらう．通常発声に比べ，声が低く大きくなること，声質も気息性嗄声が軽減することを確認する．この動作が楽にできれば，硬起声発声の適応ありと判断する．
- 喉頭ファイバースコピーのビデオ録画や喉頭の模型を使いながら，患者に現在の発声時の喉頭の状態を説明する．
- 息を止める，あるいは詰める動作が重要であることを説明し，数回にわたって息を止める（詰める）動作を練習する．このとき，患者によっては，口唇で息を止める（詰める）ので口を軽く開けた状態で行う．また，鼻咽腔閉鎖機能不全がある場合には，ノーズクリップで鼻腔を閉鎖してから行う．
- 息を止める（詰める）動作に合わせて息を詰めたままで母音／o／「オッ」を鋭く発声してもらう．言語聴覚士はモデルを示す．
- 言語聴覚士は練習中の患者の声をききながら，粗糙性あるいは努力性嗄声成分がないか気をつける．これらの成分が強い場合には，もう少し呼気を出して声帯の緊張を緩めるよう指示する．
- 母音／o／「オッ」が安定して発声できるようになれば，／o：／「オー」

と少し長く発声させる．/o o:/「オッ，オー」と最初の/o/「オッ」で声門閉鎖を安定させてから持続して発声したほうがうまくいくこともある．
- 母音/o:/「オー」ができる限り長く持続できるようになれば，語頭に/o/「オ」のつく単語を練習する．
　（例）おうじょ（王女），おうこく（王国），おおゆき（大雪），おおぜき（大関），おおかみ（狼）など．
- 母音で始まる短い単語，有声子音で始まる短い単語，無声子音で始まる短い単語，さまざまな長さの単語，短い文章，長い文章へと段階を見極めながらすすむ．
- 声が裏返るか，高くなるときは患者に咳払いや硬起声発声を繰り返して，/o/「オ」を語頭や文頭につけ音読する．
- 数分間の自由会話をし，声の高さが低く安定していることを確認する．
- 最後に，今までの声と新しい低い声の出し分けをする．簡単な文章を今までの高い声と新しく身につけた低い声で音読してもらう．出し分けができるか，新しく身につけた低い声でしか音読できなければ終了とする．

練習のポイント

- つねに喉頭が過緊張状態になっていないか注意を払う．確信がもてない場合には，できるだけ喉頭ファイバースコピーを実施し声門の状態を観察する．
- 無理な硬起声や咳払いは声帯炎症を引き起こすので注意する．
- 1～2回のセッションで声は劇的に改善するが，患者が思春期の精神的に不安定な時期であると，訓練室では低い声を使うが，家庭や学校では恥ずかしくて使わないということがよく起こる．周囲の理解と配慮が必要である．言語聴覚士は周囲の理解を積極的に求めること．
- 場合によっては，学校が長期の休み期間中など集中的に訓練を行った方がよいこともある．
- 必ず，訓練室以外での発声の様子を家族や周囲の人からきき取ること．
- 患者が新しい低い声を心理的に受け止められるよう十分なカウンセリングを行うこと．
- 訓練終了後，できれば1ヵ月後や長期休暇中に何回か定期的にフォローアップをする．場合によっては電話によるフォローアップも可．

3 声の高さを変える訓練
（3）声を高くする

- 典型的な適応はホルモン音声障害であるが，報告例が少ない．その理由は，声を高くすることはかなりの緊張（輪状甲状筋の緊張）を日常的に強いることになり，疲れやすいということと，同じ声の高さをつねに維持するのはむずかしいからであろうと推測される．したがってホルモン音声障害全例に適応があるかどうか不明である．
- 最近では性同一性障害で男性が女性の声を出したいという場合にも適応があるが，声の高さの問題だけでなく他の要因も含んでいるので本書では取り扱わない．

裏声・地声変換発声法（弓場メソッド）

裏声・地声変換発声法（弓場メソッド）の原理

- ホルモン音声障害で声帯筋が肥大し声帯質量が重くなっても，理論的には裏声発声は可能である．裏声発声とは，輪状甲状筋のみを緊張させた声で声門間隙が少しだけ開いている状態の声である．
- ホルモン音声障害患者の声の高さを測定すると，話声位の低下は認められるが，ほとんどの症例で裏声発声は可能である．
- 裏声といわゆる地声（表声）の変換点付近で嗄声や失声，音程の不安定さが出現することが多い．
- ホルモン音声障害では，高い話声位の長期維持がむずかしいとされている．声帯筋肥大のために適切な高さの声のピッチマッチング（必要とされる声の高さを出すこと）がむずかしいからだと考えられる．
- 声帯筋が肥大した声帯での十分なピッチマッチング練習ができなかったために，声を高くすることはむずかしいと患者が感じて途中であきらめているようである．変換点付近での失声や嗄声が患者自身に声域の限界を感じさせあきらめさせてしまうのであろう．
- 結局，声帯筋が肥大した新しい声帯での十分な発声練習の繰り返し数が少ないのではないかと考えられる．つまり心理的な抵抗感が強く，定着に至らず途中で脱落した可能性がある．
- 著者はあまり使った経験はないが，音痴*の矯正法として使われている弓場メソッドを利用して定着をはかればとよいと考えている．
- 弓場メソッドでは，声区の明らかな声の出し分けから，それぞれの声区での歌唱を通して各声区（地声と裏声）の変換を無理なくスムーズにしながらピッチマッチング（必要とされる声の高さを出すこと）ができるように考案されている（表1）．
- この方法によって，今まで脱落した患者の心理的な抵抗感が軽減できるのではないかと考えている．ただし，現在のところ，音声障害患者につ

* 音痴とは，聴覚的問題がないにもかかわらず，音程やリズムがはずれ，きく者に違和感を与えてしまう歌唱状態と定義される．音痴の原因は，幼少時の環境，生理的障害など諸説あるが一番の原因は正しい発声法が習得されなかったことといわれている．実際に音痴と呼ばれる人の中には絶対音感をもった人もいるといわれている．ここにあげた弓場メソッドでは1時間のレッスンで600例中597例が改善したと報告されている．

表1　弓場メソッドによる音痴矯正プログラム（上から順にすすめていく）（文献41より改変）

	地声	裏声
1. 声区の確立（声区を明確に分離した発声）	●	○
2. それぞれの声区内でのランダムな発声	● ● ● ●	○ ○ ○ ○
3. それぞれの声区内でのスムーズな発声（歌唱）	←→	←→
4. 声区の変換点でのスムーズな移動	←―――――――→	

いての実証的な報告はない．

裏声・地声変換発声法（弓場メソッド）の実際

●声帯筋の肥大のために声の高さを調節する能力が落ちているので，声帯筋が肥大したままで声の高さを調節する練習をすることを説明する．また，新しい喉頭の状態で新しく学習することなので習得に時間がかかることも告げておく．

❶姿勢や顎の位置に気をつけながら，裏声でフクロウの鳴き声のように／ho:／「ホー」と発声してもらう．このとき，気息性であること，裏声であることを確認する．勢いよく発声することが大事であるので，言語聴覚士は自分でモデルを示す．

地声でしっかりと母音／o:／「オー」を発声してもらう．この段階で，地声と裏声がしっかり出し分けられるように練習する．他の母音についても同様に繰り返す．

❷裏声と地声の各声区内でいろいろな声の高さでランダムに発声練習をする．鍵盤楽器やVisi-pitchなどの視覚的なフィードバックも可能であれば用いてよい．繰り返し練習が必要である．

❸音域の狭い簡単な曲（たとえば「カエルの歌」）を裏声のみで歌う．次に地声のみで歌う．

❹裏声声区で輪状甲状筋の調節を，地声声区で甲状披裂筋と輪状甲状筋の調節を何度も練習し，それぞれの声区で歌が歌えるようになったら，それぞれの声区をつなげる練習に移行する．すなわち，音階の上昇と下降練習を行う．

声区の変換点は明らかにわかっても音階の上昇と下降がスムーズで音程がはずれないことを目標に練習する．

スムーズな音階練習が可能になれば，ピッチマッチングを行う．つまり，鍵盤楽器の音程に合わせた声を出す練習である．この段階では繰り返し練習が重要であり，患者が飽きないように繰り返すことが必要である．

- 前述の❶～❹までが可能になれば，患者の目標とする話声位あたりの声の高さのピッチマッチングを重点的に行う．成人女性の話声位の下限の正常棄却限界は G_3 なので，G_3 から B_3 ぐらいまでを目標値とする．
- 日常会話での声の高さの平均変動幅は約3半音なので目標音から上下に各3半音ずつのピッチマッチング練習を十分に行う．
- 目標音での声の高さで，音読練習を行う．最初の段階では，文頭で目標音の高さを鍵盤楽器や Visi-pitch などで示しながらすすめる．

練習のポイント

- ホルモン音声障害について医師による十分な説明が必要である．
- 声帯が男性化したことについての心理的なショックはかなり大きく，障害を受容できるように十分なカウンセリングをする．
- 男性化ホルモンによる声帯筋の肥大は非可逆的であり，声を高くする訓練はつねに意識的な努力が必要であることを患者も言語聴覚士も認識しておかなければならない．
- 音声治療の一般原則のところで述べたように，新しい運動が定着して無意識に使えるようになるまでにかなりの回数の練習（1500回以上）が必要であるので，家庭学習も取り入れる．できれば毎回のセッションを録音しておき，次のセッションまで家庭でもその録音をききながら繰り返すとよい．
- かなりの練習回数が必要であることを患者にも覚悟してもらう．
- 患者の聴覚（いわゆるピッチ弁別力や音程の記憶力）の問題があると訓練効果が上がりにくいので，楽器や Visi-pitch など視覚的に声の高さが表記できるものを用意する．
- 最初のうちは声を高くするために輪状甲状筋をつねに緊張させておかないといけないので疲れやすい．長時間の練習はせず，短時間で頻回に行う．
- ピッチマッチングまではあまりセッションの間をあけずに集中的に練習することが望ましい．
- 単調な繰り返しが多くなるので，患者の意欲が落ちないように，言語聴覚士はつねに動機づけに気をつける．
- 言語聴覚士が積極的にモデルを示し，患者が抵抗をもたずに声が出せるような環境づくりに努める．
- 定着するまでは，電話でのフォローアップも含めて定期的なフォローアップをする．

4 声の強さを変える訓練
(1) 声の強さを変えるとは

- 声の強さは，声門を閉める力と呼気を吐く力（呼気努力）によって決まる．
- 声門を閉める力が強くなると声も強くなる．
- 発声時の声門の状態（声門幅）が一定であれば，呼気を吐く力が強いと声も強くなる．
- 声の強さに問題がある場合というのは声の強さが足りない場合がほとんどである．声が強すぎるという問題はほとんどない．したがって，問題となるのは以下の場合であるといえる．

❶声門を閉める力が弱すぎる場合：
　　先に述べた発声時の緊張と関連している．つまり，声帯の緊張が足りないので声門が十分に閉じないという場合である．喉頭麻痺や筋・神経疾患により甲状披裂筋の筋緊張が低下し，発声時に声門を閉じる力が不足する．あるいは，精神心理的な要因により声門を閉じずに発声し，失声状態やささやき声になる．

❷呼気を吐く力が弱すぎる場合：
　　全身疾患や呼吸器疾患のために呼吸器の機能低下が起こり，発声に必要な呼気送出ができない．喉頭麻痺などで声門閉鎖が十分でないために発声時の呼気漏出が多く，発声に必要な呼気が会話をしている間ずっと保持できないこともある．

サイドメモ　声の強さの測定について

客観的に声の強さを評価するために，騒音計を用意しておくことが望ましい．騒音計は一般にC特性で測定し，できれば暗騒音が 55 dB 以下のところで測定する．声の強さの測定は，マイクロフォンとの距離が一定であることが前提である．

音声の録音機材のレベルメータでもかまわないが具体的な数値が必要な場合には，騒音計等でキャリブレーションが必要である．レベルメータは，訓練の視覚的フィードバックに用いることができる．

サイドメモ　声道の形態変化と声の強さの関係

メガフォンを考えてみよう．メガフォンでは，実際に声を強くしなくても声が響くような印象を与える．これは，メガフォンを通すことで，ある選択された周波数が増強されて，特定のフォルマント周辺の調波成分が押し上げられ，逆にフォルマントの間の調波成分は弱められるからである．声の強さは第1フォルマント周波数の音圧レベルによって決定されるので，第1フォルマントが増幅されれば，実際に声は強くなる．これによって声が響く印象をいだくのである．声門音源（基本周波数）に合わせて声道の形態を自律的に変えることで，第1フォルマントに最も近い調波成分が増幅され，声を強くすることができる．

4 声の強さを変える訓練
（2）声を強くする

- 声の強さを変える訓練は，基本的に声の強さが足りない場合がほとんどである．声の強さが足りない場合というのは，声門を閉める力が弱すぎるか呼気を吐く力が弱すぎることが原因となっている．
- 声を強くする訓練には以下のものがある．
    - ①声門閉鎖を促進する声帯の緊張を高める訓練
    - ②呼吸訓練
- 声が強すぎるという場合はほとんどないが，その場合には声帯の緊張を緩める訓練を行えばよい．

声門閉鎖を強くする訓練

声門閉鎖を強くする訓練の原理と実際

- 声門閉鎖を強くする訓練は，声帯の緊張を高める訓練と基本的に同じである．詳細は，発声時の緊張を変える訓練の「緊張を高める訓練」（p.92）を参照されたい．
- 自動反射的な運動（息こらえ）を利用するか，声帯位置に外圧をかけながら矯正することによって，発声時の声帯を正中位に寄せるので，結果的に声門が閉まる．
- 石毛らの報告（1996）では，健常成人でプッシング動作を行うと声門下圧は 30 cmH$_2$O まで上昇することが示されている．通常の発話時の声門下圧は 7〜10 cmH$_2$O でほぼ 3〜4 倍である．概算すると声の強さのレベルは圧が 2 倍になると 6 dB，3 倍で 10 dB，4 倍で 12 dB（閾値上）増加するので，ほぼ 10〜12 dB の増加と考えることができる．
- 声帯麻痺患者にプッシング法を施行した山口ら（1993）の報告では実際に約 10 dB の声の強さの増加が示されている．つまり，声を強くするといっても約 10 dB の増加であるので，話声位で 65 dB しか出ない患者に健常者の声の強さ域の上限である 100〜110 dB を期待するのはむずかしい．

呼吸訓練（呼気力を高める訓練）

呼吸訓練（呼気力を高める訓練）の原理

- 発声時の声門の状態が一定であれば，呼気力が強いと声は強くなる．したがって，呼吸練習の前に声門がしっかり閉まっていることが前提となるので，上記の声門閉鎖を強くする訓練を行ってからか，あるいは同時に並行して行う．
- 呼吸訓練のみが独立して行われることはない．呼吸訓練にはさまざまな誤解があり錯綜していると思われるので整理をしておく．

- 発声時の呼吸という場合，安静時呼吸とは異なる．たとえば，安静時呼吸では1周期の呼気と吸気の時間比はほぼ同じであるが，発声時呼吸では呼気が9〜8で吸気が1〜2という割合になる（図18）．
- 通常の安静時呼吸では，呼気も吸気も声門は開いているが，発声時は吸気では開いているが呼気時には閉じている．
- 病的な肺活量の低下がない限り，通常の発声では肺活量の大小が問題とはならない．もしそうだとすると男性と女性では明らかに肺活量の差があり，女性は通常の発声がむずかしいことになる．
- 正常な肺活量の範囲であれば，呼吸訓練によって肺活量は若干増加傾向を示すといわれているが，通常の発声に大きな影響を与えるほどではない．したがって発声のための呼吸訓練は肺活量の増大訓練をしているわけではない．
- 発声時の呼気相は大きく3相に分かれ，最初の相では吸気筋である横隔膜と肺の弾性復元力で呼気圧が制御される．次の相では横隔膜はすぐに弛緩し，肺の弾性復元力と内肋間筋に呼気圧制御の役割がとって代わられる．最後の相では，内肋間筋と腹筋群で呼気圧の制御が行われる．
- 長いフレーズの発話では，すばやい吸気が必要で横隔膜の働きが重要である．つまり，吸気と呼気の早い時期には横隔膜の調節が重要となる．
- 発声における呼吸訓練は，安静時呼吸のような自律的な運動パタンをしている呼吸器に随意的なパタン（吸気：呼気＝1〜2：9〜8）を学習させ，呼吸の負担を取り除くことが目的である．また，随意的な呼吸パタンを学習するためには横隔膜の随意的な運動が不可欠であり，横隔膜の運動練習をしなければならない（図18）．

呼吸訓練の実際
- 安静時と発話時で呼吸パタンが異なること，発話時の呼吸パタンの習得には横隔膜の随意的運動が不可欠であることを患者に説明する．横隔膜の解剖図や模型を使うと理解しやすい．
- 重力を利用したほうが横隔膜の運動が楽に習得できるので，できれば仰臥位で練習を開始する．仰臥位で患者に自分の腹部に片方の手のひらをあてさせる．
- 最初は特に指示をせず数回呼吸をさせ，腹部にあてた手のひらがどう動くかモニターさせる．次に，最初に呼気を全部吐き切ってもらい腹部がくぼむことを体感させ，その状態から吸気をしてもらう．この腹部の動きが大きければ，それだけ横隔膜も動いていることを説明する．
- 腹部の動きが感じ取れないか小さい場合には，吸気時に患者の左右鎖骨と第1肋骨の間を言語聴覚士の左右の親指で尾側方向へ押してやる．これによって外肋間筋の動きが抑制され，腹部（横隔膜）の動きが大きくなるはずである（図19）．

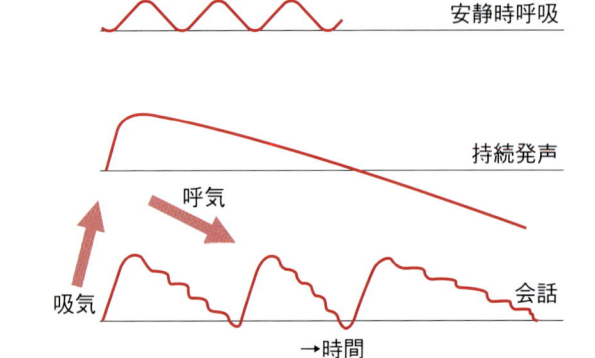

図18 いろいろな呼吸パタンに応じた肺容積の時間変化
　肺活量の40％程度で安静時呼吸と持続発声，会話を行ったときの吸気と呼気のパタンである

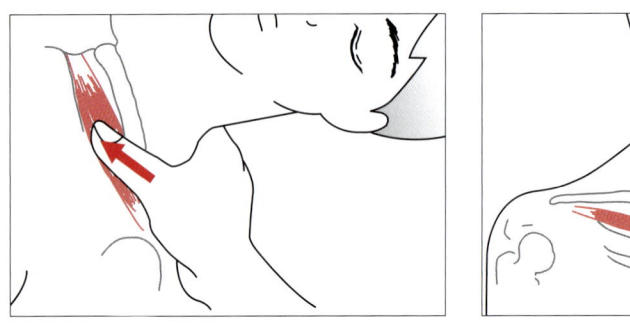

図19 胸郭の動きの抑制法
　第1肋骨と鎖骨の間の鎖骨下筋に沿って，両側を尾側方向へ押してやる

サイドメモ　呼吸運動のモニターについて

　呼吸運動のモニターとして図のような装置がある．胸郭と腹部に伸縮性のあるバンドを装着し，そのバンドの伸縮度を電気信号に変え，オシロスコープに表示するものである．実験的な目的で使われることが多く，臨床上は使われることはほとんどない．運動障害性構音障害（dysarthria：ディサースリア）患者の呼吸練習に視覚フィードバックとして用いられることがあるが，著者は疑問をもっている．著者も随分前に実験目的に用いたことがあるが，厳密には実際の動きよりも電気信号が遅れること，あくまで相対的な動きであって息を止めたままでも動かすことは可能であるので，実際の呼気量や肺活量の測定を同時に施行しなければ肺の状態はわからないと感じた（文献34より改変）．

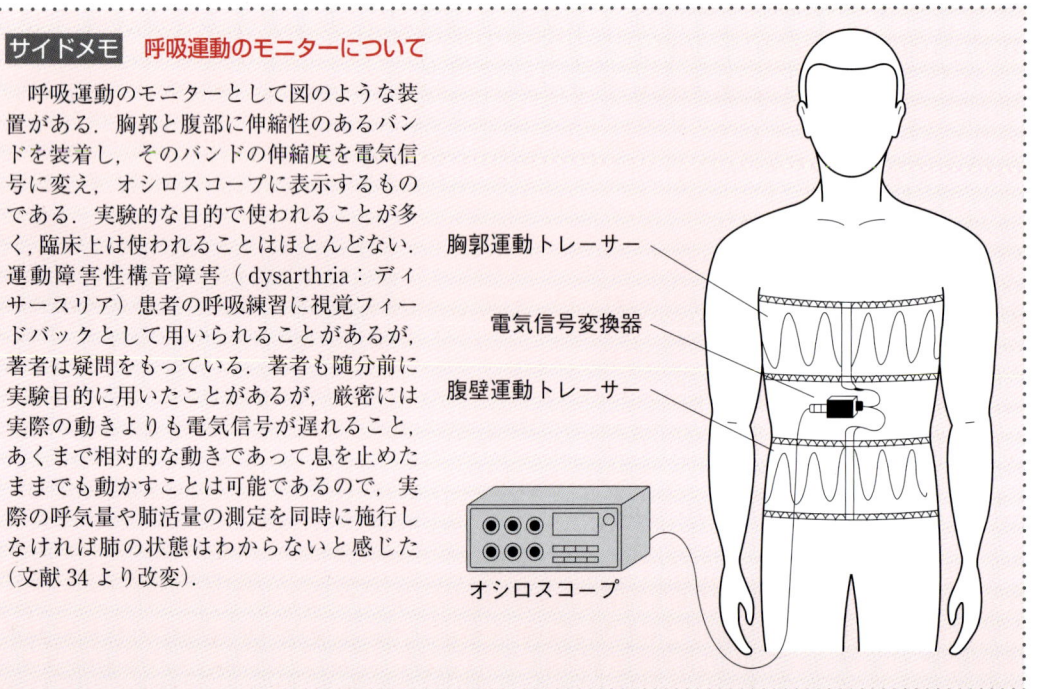

- 数回繰り返す患者によっては吸気と呼気がわからなくなる者がいるので，呼気の際は必ず無声摩擦子音 /ʃ//f/「シー，フー」を発声させる．
- 吸気よりも呼気に意識をおくように促し，呼気時に腹部の収縮のみ集中させる．
- 言語聴覚士が数を1から5まで数え，患者に1で吸気，2から5までで呼気をするよう指示する．数回繰り返す．1回だけだとほとんどの患者はうまくできるが，数回繰り返すとパタンが乱れたり，息苦しさを訴えるようになる．これは吸気量と呼気量のバランスが崩れているので，数を1から10までにして1～2で吸気，3～10で呼気というようにしてもよい．
- 呼気と吸気のスムーズな繰り返しができるようになれば，無声摩擦子音に母音をつけて同じように発声させる．母音による声門閉鎖を同期させると呼気が不規則になって，声が不安定な大きさとなり途切れることがある．患者に自分の声に注意して大きさが一定になるように指示する．発声持続は最初のうちは5秒間程度で，慣れてくれば10秒間ぐらいまで延長する．吸気は1秒から2秒程度である．
- 持続発声が安定してくれば，自分で頭の中で数えさせ，1～2で吸気，3からは実際に声に出して10まで数えさせる．数と数の間は声を切らないように注意する．
- 仰臥位から座位か立位での練習に移行し，同じことを繰り返す．姿勢変換をすると腹部の動きを代償するために身体を前傾させたり後傾させる患者がいるので，最初のうちは背中を壁につけるなどして抑制するとよい．
- 座位や立位での数唱や持続発声ができるようになれば，短歌や和歌のように文字数が決まった文を息継ぎしながらゆっくり朗読する練習を取り入れる．
- 最後にいろいろな長さの文章の音読練習を行う．

練習のポイント

- 発声のための呼吸訓練なので，発声を伴わない吸気と呼気の練習は短めにする．少なくとも1セッションが発声の伴わない吸気と呼気の練習に終始しないようにする．
- 安静時の呼吸と異なる呼吸パタンを学習しているので，最初のうちは過呼吸になったりすることがあるので十分気をつける．
- 仰臥位から座位や立位に姿勢変換をするときに，急いで行うとめまいを起こして倒れることもあるので，補助をしながらゆっくり姿勢変換を行わせる．
- 日常会話でつねに横隔膜を強調した呼吸を意識する必要はない．あくまで吸気と発声のタイミングを調整し随意的な横隔膜の動きが可能となる

ことが練習の目的だと著者は考えている．腹部の動きは目安（手段）であって目的ではない．
- 基本的に声門を強く閉じるか，呼気を吐く力を強める訓練なので，高い負荷がかかり疲れやすいということを配慮する．長時間の訓練は望ましくない．短時間で頻回に行う方がよい．
- 声帯の緊張を高める訓練と同じように定期的な喉頭の観察が不可欠である．
- 高齢者で血圧が高いなど循環器疾患がある場合と全身状態が悪い場合には主治医と相談して行うこと．
- 訓練中は水分摂取に十分配慮すること．

サイドメモ　いわゆる腹式呼吸について

声楽や演劇などの分野では腹式呼吸の練習は必須というのが常識となっている．声楽や演劇ではパフォーマンスの際にすばやい横隔膜の調節ができないと，歌唱が途中で途切れたり響きのよい声が出せない．そういう意味で，発声の基礎体力養成として腹式呼吸は必須といえる．だから音声治療でも腹式呼吸の練習が必要であるという臨床家もいる．しかし著者は，音声障害の訓練では呼吸と発声のタイミングの調整という意味での呼吸練習は必要であるが，いわゆる腹部を動かすだけの腹式呼吸の練習は必要ないと考えている．

実 践 編

第4章

包括的音声治療

CONTENTS

1. 包括的音声治療とは ……………………………… 124
2. 発声機能拡張訓練（Vocal Function Exercise） …………… 125
3. Lessac-Madsen 共鳴強調訓練
　（Lessac-Madsen Resonant Voice Therapy）………… 130
4. アクセント法（Accent Method）……………………… 137

この章のPoint

- 包括的音声治療は，系統的にプログラム化された音声治療技法（声の衛生指導も含まれている）．
- 新しく習得された発声法が日常生活へ般化するようにかなりの回数の繰り返し練習と集中的な訓練が特徴的な音声治療技法である．
- 包括的音声治療には，発声機能拡張訓練（Vocal Function Exercise），Lessac-Madsen 共鳴強調訓練（Lessac-Madsen Resonant Voice Therapy），アクセント法（Accent Method）がある．
- いずれも適応は全ての音声障害とされている．

1 包括的音声治療とは

- 音声をつくりだす過程（呼吸・発声・共鳴）の総合的な調節能力が低下したため，現在の音声の異常が起こっているという考え方に基づいている．総合的に音声をつくりだす過程（呼吸・発声・共鳴）の調節能力を高めることで結果的に音声の異常を改善できるとして，これを包括的音声治療と呼んでいる．
- 包括的音声治療では，病的な音声だけでなく正常音声であっても訓練をすることによって，さらに望ましい声になる．また音声障害の予防的意味合いもあると考えられている．
- 訓練の適応は音声障害だけでなく対象が幅広い．また，音声症状とは直接関連しないので，声帯の緊張を高めるか緩めるかというような手技の選択をする必要がない．極論すると，どのような音声障害にも適応がある．
- 包括的音声治療にはいわゆる声の衛生指導や症状対処的音声治療技法も適宜取り入れられており，生理学的な原理はよく似ているものもある．しかし，包括的音声治療ではいずれかの技法を取り出してそれだけを部分的に訓練するという考え方はない．
- したがって，治療効果の評価がむずかしく治療前後のみの評価結果による報告しかなかった．いわゆる何がどう変わったのか，その結果，声がどう変わったのかという説明が成りたちにくいからである．そういう意味で，包括的音声治療は日々の訓練室での改善がわからないことがある*．
- 包括的音声治療とは，言い方を変えれば，日常生活への般化を含めて系統的にプログラム化された訓練法ということもできる．つまり，包括的音声治療は日常生活への般化に焦点を絞っている．
- 症状対処的音声治療に比べ，全体的に包括的音声治療のほうが繰り返し練習回数も多く集中的である．日常生活への般化を意識した練習回数だと思われる．
- ほとんどの包括的音声治療がだいたい8〜10セッションで終了できるようになっている．

サイドメモ * **包括的音声治療の治療効果の評価**

最近の傾向として，包括的音声治療を部分的に取り出した生理学的な実験研究や声帯レベルでの観察という報告はほとんどない．コントロールされた患者をいくつかの治療グループにランダムに分けて治療効果を判定する研究が多くなっている．その場合，倫理的な問題も存在するので（治療する，しないというグループ分け），AとBという音声治療技法をある患者グループではB, Aの順で治療を施行し，もう一つの患者グループにはA, Bの順で治療を行い，両グループを比較検討することが増えている．また，ランダムにコントロールされた患者という意味で，地域の離れたいくつかの施設で言語聴覚士に一定の治療技法のセミナーを行い，同じ基準で患者の音声治療を行い，それぞれの施設の治療データを集積解析する傾向に変わってきている．同じ施設で同じ言語聴覚士が施行する治療には期待効果が反映される可能性があるからである．

2 発声機能拡張訓練（Vocal Function Exercise）

提案者

- 1950年代後半にBriess, Fが，特定の内喉頭筋が引き起こす音声障害の診断と治療について報告をしている．そこでは，発声時の内喉頭筋のバランスが声質や発声の効率性にとって重要であり，その調整が音声治療の目的であると考えられていた．
- その後，Barnes, J（1977）がBriess Exerciseとしてさらに発展させた治療法をアメリカのオハイオ州の言語聴覚士のセミナーで報告している．Stemple, J（1994）はこれをさらに発展させ，系統的にVocal Function Exercise（発声機能拡張訓練）としてプログラム化した．

原理

- 発声機能拡張訓練（Vocal Function Exercise）の背景には理学療法的な考え方がある．たとえば，膝の故障の場合，まず膝をギプス等で固定してしばらく安静をはかり，炎症等が治まれば膝周囲の筋肉の筋力アップと筋相互のバランス調整，そして歩行訓練へ移行する．
- 音声についても，同様にまず声の安静をはかり，次に喉頭の筋力アップと筋相互のバランス調整を行い，その結果，効率がよく声質のよい音声を出すことができるようになると考えている．したがって，発声に伴う内喉頭筋の筋力アップと筋相互のバランス調整の訓練が不可欠な要素となっている．
- この訓練によって，可能な限り正常な発声状態に近づけることができるとされている．
- 訓練は以下の4つのステップに分かれている．ここでいう喉頭筋は主として甲状披裂筋と輪状甲状筋を指している．
    ① 喉頭筋のウオームアップ
    ② 喉頭筋のストレッチ
    ③ 喉頭筋の収縮
    ④ 喉頭筋の筋力アップ
- 訓練を通して正しく訓練が行われること，つまり過緊張とならないこと，柔らかい（小さい）声であること，発声時に顔の前面（鼻梁）が振動する感覚を感じられることなどに留意する．

治療効果

- 先行研究では，声に問題のある学校教員を統制群，声の衛生指導のみ群，VFE（本法）施行群に無作為に分け，6週間で治療前後の比較を行っ

たところ，統制群と声の衛生指導のみ群では改善は認められず，本法を施行した群のみ改善が認められたことが報告されている．
- 声楽を専攻する学生に対しても本法を施行し，<mark>発声持続時間の延長，発声時呼気流量の低下，自覚的な声区の変換の自然性などが有意に認められ，健常者にも有効であった</mark>ことが示されている．

発声機能拡張訓練（Vocal Function Exercise）の実際

- 患者に発声時の喉頭の状態を喉頭ファイバースコピーのビデオや写真を使って説明し，喉頭の筋肉のバランスが悪くなっていることを理解してもらう．
- 膝や肘の故障と同じように，喉頭の筋肉の筋力アップとバランスの再調整が必要であり，次項の a から d までの4つの訓練を行うことを説明する．家庭で毎日2回（できれば朝晩），それぞれの訓練について2回ずつ練習するよう指導する．
- 肺活量を増やしたりする練習ではないので，<mark>発声持続時間の延長は，喉頭の筋肉の筋力アップとバランス調整がうまくいくと可能となる</mark>ことを説明しておく．
- 練習期間中は1日でも休むと効果が出ないので，ばからしいと思っても続けることが大事であることを強調しておく．筋力は急にはつかないし，絶え間ない努力が必要であることを理解してもらう．
- a～dの発声練習をそれぞれの課題について2回ずつ毎日2回行う．6～8週間経過したところで喉頭の状態を確認して，改善が認められ発声持続時間も目標値に達していれば，以下の維持プログラムをさらに続けて行う．
  (1) a～dまでのプログラムを各2回ずつ，毎日2回
  (2) a～dまでのプログラムを各2回ずつ，毎日1回（朝だけ）
  (3) a～dまでのプログラムを各1回ずつ，毎日1回（朝だけ）
  (4) プログラムdのみを2回，毎日1回（朝だけ）
  (5) プログラムdのみを1回，毎日1回（朝だけ）
  (6) プログラムdのみを1回，週3日（朝だけ）
  (7) プログラムdのみを1回，週1日（朝だけ）
- 維持プログラムのそれぞれのステップは1週間継続して行うが，次のステップに移行する基準は今までのプログラム遂行能力の85％程度が遂行可能であることである．つまり，発声持続時間が目標値の85％から低下しないことが前提である．低下していたら同じプログラムをさらに1週間繰り返す．

プログラム内容
a 発声持続時間の延長（喉頭筋のウオームアップ）

- 患者の肺活量を80〜100 m*l*で割った値を発声持続時間の目標値とする．この値は，無声子音／s／の最長発声持続時間と同じという前提に基づいている．
- 時間を計測しながら，母音／i／「イ」で柔らかい（小さい）声で顔の前面（鼻梁）での振動を感じながら発声させる．
- 声の高さは，基本的に成人男性はC_3〜F_3で，成人女性と子どもはC_4〜F_4で行うが，患者によって2半音程度の上昇下降は適宜行う（図1）．
- 声の高さを決めるために鍵盤楽器やピッチパイプなどを用意する．
- 発声持続時間を長くするためには，声はきわめて小さく柔らかい声でないと続かないはずである．
- 3週間程度で持続時間はプラトーになるが，訓練は継続する．
- 言語聴覚士は患者がのどづめにならないように注意する．

b 音階上昇練習（喉頭筋のストレッチ）

- ／no:／「ノオー」を発声しながら練習するが，口型が「オ」の形で咽頭は開いていることが望ましい．口唇は日本語の「オ」よりもやや前に突き出す．イメージとしてはメガフォンを逆にした形である．また，舌はできるだけ前歯につくようにする（英語ではknollという単語を使って練習する）（図2）．
- この音がむずかしい場合には，舌や口唇のトリルあるいは，／Fu:／「フウー」／ho:／「ホオー」なども用いる．このときも口型は逆メガフォン型になるように気をつける．
- 低い音階からゆっくり音階を上昇させながら，途中で音声が途切れないように（特に声区の変換点）注意する．
- 最も高い音では音声が出ないこともあるが，甲状披裂筋は伸びているのでそのまま続ける．
- 鼻梁での振動感覚に気をつける．
- 言語聴覚士は患者がのどづめ（ボーカルフライ）にならないように気をつける．

c 音階下降練習（喉頭筋の収縮）

- 音階上昇練習と同様に高い音階からゆっくり音階を下降させる．声区の変換点に気をつける．
- 音階の最も低い声で，いわゆるボーカルフライのような喉を絞る声にならないように気をつける．
- 上昇と同様に／no:／「ノオー」で発声するが，トリルや／bu:N／「ブーン」という音を使ってもよい．
- 鼻梁での振動感覚に気をつけさせる．
- 言語聴覚士は患者がのどづめ（ボーカルフライ）にならないように気をつける．

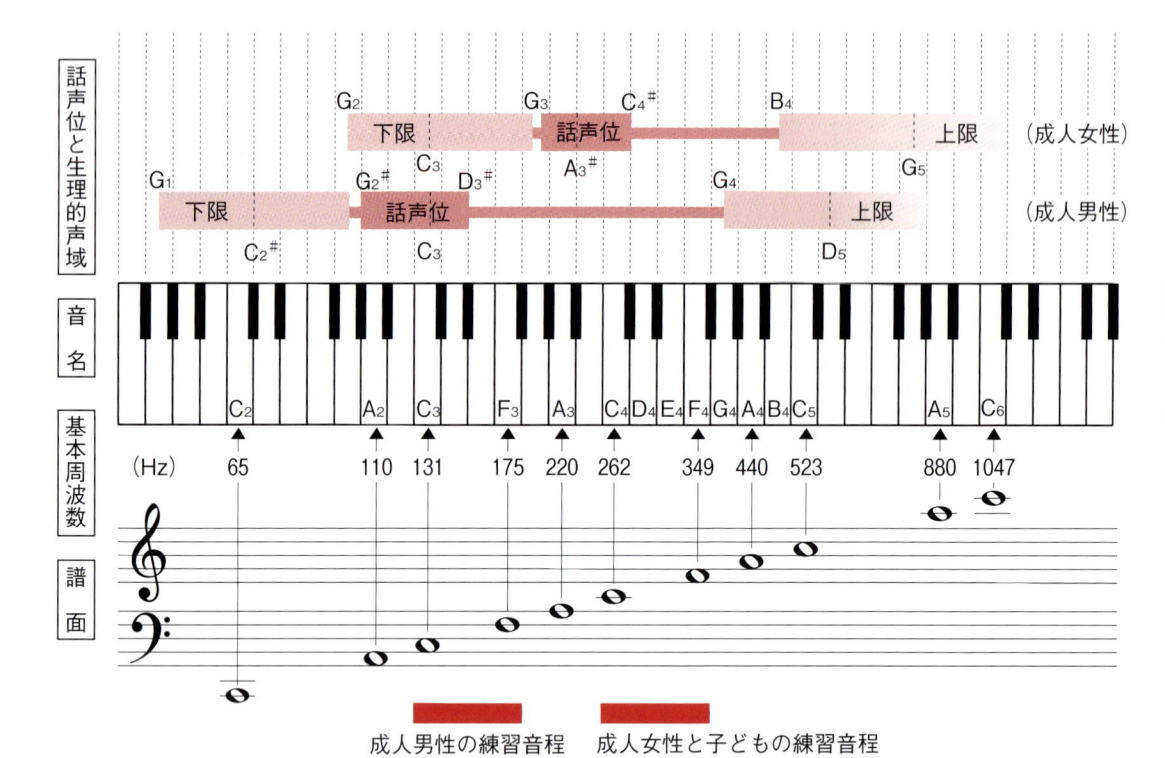

図1 VFEで練習する音程
成人男性では C_3〜F_3，成人女性と子どもは C_4〜F_4

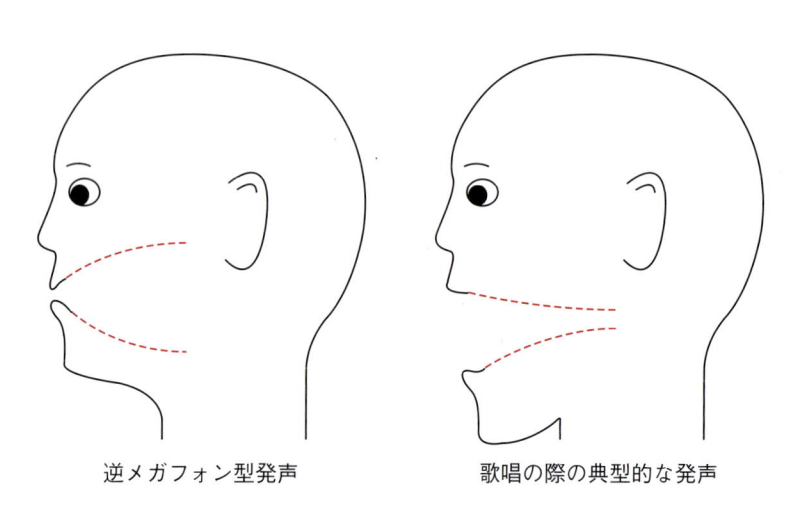

図2 発声の典型的な模式図
逆メガフォン型では，咽頭を開き，口唇を狭める．どちらも声の響きが変わり，いわゆる通る声になる．

128　実践編

d 特定の高さでの発声持続練習（喉頭筋の筋力アップ）

- 成人男性では C_3，D_3，E_3，F_3，G_3，成人女性と子どもでは C_4，D_4，E_4，F_4，G_4 のそれぞれの高さでできるだけ長く持続発声を行う．患者によって適宜 A や F から始めてもよい．
- 可能であれば，先の持続発声で計算した目標値に近い長さが持続できるようにする．
- / ou: /「オウー」という口型で逆メガフォンの形で発声させる．
- 声の高さは患者によって2半音程度変えてもよい．
- 鼻梁での振動感覚に気をつけさせる．
- 言語聴覚士は患者がのどづめにならないように気をつける．

練習のポイント

- 各課題の目的は喉頭筋の筋力アップと筋相互のバランスの調整であるので，言語聴覚士は正しい発声法をつねに意識して指導する．
- 家庭での練習課題が多いので，正しい発声法をモデルとして示し，患者が誤った練習方法を身につけないように言語聴覚士はつねに気をつける．
- 初回セッションや2回目のセッションで患者が疼痛を訴えることがある．患者には筋肉痛として心配しないように伝える．
- 疼痛がさらに持続する場合は，間違った発声法になっているか，急性炎症などの可能性もあるので，耳鼻咽喉科医の診察を優先する．
- できれば，定期的に喉頭ファイバースコピーで実際の練習中の発声様式を確認し，声帯の過内転などがないか確認する．
- 練習を継続することが改善につながるので，つねに励ます．
- 訓練室では，言語聴覚士は実際にプログラムが正しく行われているかチェックをする．特に発声時の必要以上の筋緊張やのどづめ（ボーカルフライ）がないか，声質から判断する．

3 Lessac-Madsen 共鳴強調訓練
（Lessac-Madsen Resonant Voice Therapy）

提案者

- アメリカの発声トレーナー Lessac, A（1967, 1997）と Madsen, M の発声指導法をもとに Verdolini, K（2000）がプログラム化した訓練法である．

原　理

- Lessac, A（1967, 1997）と Madsen, M の発声指導法の原理は，声帯の緊張を緩める訓練のなかで述べたトリル・ハミング・声の配置法と同じである．つまり呼吸・発声・共鳴がうまく協調した効率のよい声とはいわゆる響きのよい声（resonant voice）であり，それが訓練の最終目標である．
- resonant voice に関する実験的研究では，発声しているときの両声帯は接触するかしないかというぐらいの，声帯にとって最もダメージの少ない声帯振動をしていることが確認されている．
- 一方，声門上の声道も訓練により共鳴特性がきわめて高くなるために聞き手にはよく響く良い声にきこえる．発声者にとっても，共鳴特性が高いために鼻梁や口唇あたりで振動感覚を感じることができる．つまり，鼻梁付近の振動感覚が強ければそれだけ望ましい声に近づいていることが体感できるという利点がある．
- この訓練では患者の振動感覚を重視する．言語聴覚士は患者が声よりも振動感覚に集中できるように誘導する．患者に具体的な説明（舌の位置など）をするよりもつねに患者の感覚を重視して指導をする．これは技能習得の学習理論に基づいているといわれている．
- この振動感覚が，訓練を通して日常会話のなかでも使えるようにかなり頻回な繰り返し練習が取り込まれ，日常会話への般化に力点をおいている．
- LMRVT（本法）では，通常，1週間に2回（1セッションは30～45分）のセッションで，4週間で計8回のセッションを行う（表1）．加えて，家庭での自宅練習として毎10分程度の基本練習を朝晩2回行う．全体として繰り返し回数を増やした集中的な訓練プログラムとなっている．

治療効果

- 先行研究では，声帯結節患者に内緒話法を施行した群と LMRVT（本法）を施行した群，および声の衛生指導のみ群の3つの群で治療効果を判定したところ，声の衛生指導のみ群よりも有意に2つの群で治療効果が高いことが認められている．ただし，2つの音声治療法の治療効果に特に

表1　4週間8回のセッション内容

	声の衛生指導(10〜15分)	ストレッチ(5〜10分)	RV発声(5〜10分)	RV詠唱(5〜10分)	RV頷き(5〜10分)	RV使い分け(5分)	Messa di voce(5〜10分)	会話練習
第1セッション	○							
第2セッション		○	○	○	○			通常会話
第3セッション		○	○	○	○	○		知り合いとの電話の会話
第4セッション		○	○	○	○	(○)	○	通常会話と電話での会話
第5セッション		○	○			(○)	○	大きな声で会話
第6セッション		○	○			(○)	○	騒音下で会話
第7セッション		○	○				○	感情的な会話
第8セッション		○	○					職場や人前での会話

差はなかった．
- 音声障害をもつ学校教員を，LMRVTを行った群と携帯型マイクロフォンを用いて学校での教育を行った群，呼吸筋機能拡大訓練を行った群で比較した研究でも，携帯型マイクロフォンの有用性とLMRVTの効果が示されている．

Lessac-Madsen共鳴強調訓練（Lessac-Madsen Resonant Voice Therapy）の実際

声の衛生指導
- 全セッションを通して，❶声帯組織の保湿，❷胃食道逆流症の予防と治療と禁煙，❸騒音下での会話，叫び声・怒鳴り声の禁止の3点について声の衛生指導を行う．初回セッションで以下について説明し，毎日チェックリストでチェックする．毎セッションごとに言語聴覚士はチェックリストで確認する．しかし，あまり強制しない．

❶声帯組織の保湿
- 水分摂取 1.9 *l* / 日
- 市販の蒸気吸入器による吸入適宜
- 部屋の加湿 5分 / 2回 / 日
- 気道潤滑去痰剤（医師との相談）の服用

❷胃食道逆流症の行動的予防と医学的治療および禁煙
- 睡眠時の頭部挙上（約15 cm）
- 刺激物（柑橘系の飲み物，トマト加工品，コーヒー，紅茶，コーラ，アルコール，タマネギ）を避ける
- 就寝前の飲食はしない（2時間前までに）
- チョコレートや揚げものも避ける
- 症状に応じて，医師と相談のうえプロトンポンプ阻害剤や制酸剤など

・の服用
　　　・禁煙
❸**騒音下での会話，叫び声・怒鳴り声の禁止**
　　　・騒音下では市販の耳栓をして話す
　　　・練習がすすむに従って大きな声が無理なく出せるようになるので，それまでは無理な声を出さない

発声訓練
● 発声訓練は，7つのパートから成りたっている．
　❶ 筋緊張緩和のためのストレッチ
　❷ 基本 resonant voice 発声練習（音節・単語・短文）
　❸ resonant voice による詠唱練習
　❹ resonant voice による頷き練習（会話想定練習）
　❺ resonant voice と今までの声の使い分け練習
　❻ Messa di Voce による発声練習
　❼ resonant voice を使った会話練習

セッションの構成
● 1～8回までのセッションの構成は表1に示した通りである．
❶**筋緊張緩和のためのストレッチ**（図3）．
　・胸郭の拡大
　・上半身のストレッチ
　・頸部のストレッチ
　・顎のマッサージとストレッチ
　・口唇のストレッチ
　・舌のストレッチと緊張緩和
　・咽頭のストレッチ
❷**基本 resonant voice 発声練習（音節・単語・短文）**
　・ハミングによる口腔内の振動感覚の再認識をさせる．
　・説明をしないで患者にハミングをさせた際に鼻梁付近に振動感覚があるか質問して確認する．
　・10回程度繰り返し，毎回振動感覚を確認する．
　・特にハミングの正しい仕方など説明しない．
　・ハミングの際に，口唇を固く閉じて行い，振動感覚を確認し，そのあと通常のハミングを行い比較する．
　・同様に，下顎，咽頭，口唇・下顎・咽頭すべてについて比較する（反対練習と呼び，振動感覚をさらに強くする）．
　・正しいかそうでないかが問題ではなく，患者が感じとれることが重要である．
　・ハミングの際，ハミング音がレーザービームのように一点に集中する

ストレッチの留意点
1. 各ストレッチ動作は20～30秒くらい．
2. ストレッチは各部位が少し痛いが気持ちよいぐらい（痛過ぎず楽過ぎず）．
3. ストレッチ中は鼻からゆっくり深く吸って，口から吐きながらストレッチを行う（決して呼吸を止めないこと）．

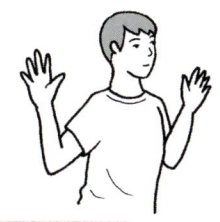

1．胸郭の拡大 胸の前で手を合わせ，手を掌が正面を向くまで後ろに引き胸を拡げる．

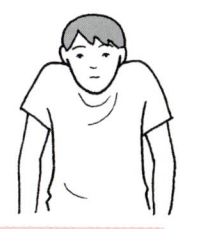

2．上半身のストレッチ 両肩の上げ下ろし．両耳に肩がつくくらい思い切り上げ，ストンと肩の力を抜いて落とす．これを2～3回繰り返す．

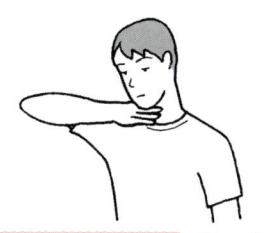

3．頸部のストレッチ ① 顎の下にどちらかの手の人差し指，中指，薬指の3指をつけてそのまま3指が胸につくまで顎を引く．その状態からゆっくり顎を3指につけたまま（3指は胸につけたまま）左右に動かす（顎は胸の上をCの形を描きながら左右に動く）．各々の手で数回繰り返す．

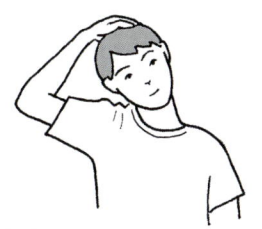

3．頸部のストレッチ ② 右手で図のように頭の上を持ち，右に首を倒して左頸部を伸ばす．このとき左手は下方向へ降ろしておく．左についても左手で同様に行う．

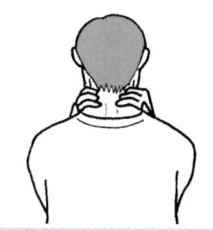

3．頸部のストレッチ ③ 首の後ろの付け根から肩にかけて両手で揉みほぐす．

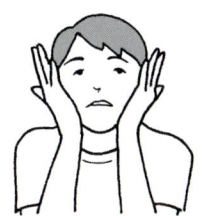

4．顎のマッサージとストレッチ ① 掌の付け根を頬骨からゆっくり下顎にかけて引き伸ばすように下げていく．顎の力を抜いて口が自然に開くこと．このとき，ゆっくりとため息をつく要領で「アー」とやさしく発声してみる．

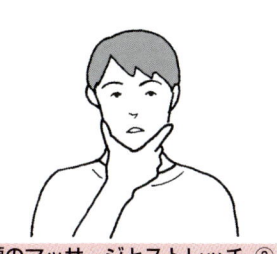

4．顎のマッサージとストレッチ ② どちらかの親指と人差し指を使って下顎の上にVの字をつくり，下顎を上下に動かす．下顎がスムーズに動くように下顎の力を抜く．このとき，ゆっくりとため息をつく要領で「アー」とやさしく発声してみる．

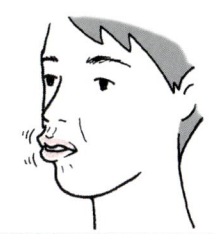

5．口唇のストレッチ 上下口唇を軽く閉じ，口唇のトリルを行う．トリルがむずかしい場合には，やわらかく「パ」の無声音を繰り返す．

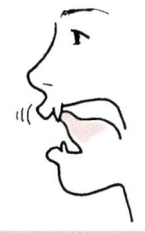

6．舌のストレッチと緊張緩和 ① 舌のトリルで上前歯の後ろに軽く舌先をつけて，巻き舌でスペイン語のrをつくる．これがむずかしい場合には同じように舌先を上前歯の後ろにつけたまま「ラ」の音を繰り返してもよい．ただし力を入れない．

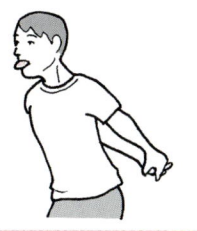

6．舌のストレッチと緊張緩和 ② ヨガのライオンのポーズで（両指を背中で組んで腕をできるだけ高く上げて），口を開けて舌を出したり引っ込めたりする．このときもやさしくため息をつきながら「アー」といいながら行う．

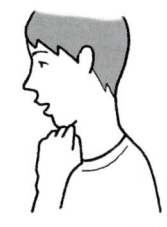

6．舌のストレッチと緊張緩和 ③ ため息まじりに「アー」といいながら，下顎のちょうど口腔底の部分をどちらかの手で拳をつくるか親指で押し上げ，舌の緊張を緩和する．

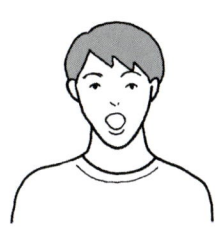

7．咽頭のストレッチ 軽く「アー」と発声しながらあくびをする．

図3 筋緊張緩和のためのストレッチ

ような感じで出させること．
- 軽くハミングで音階の上昇下降を行い，一番振動感覚の強い音（通常のピッチよりもやや高いくらい）を使うように指導する．
- ハミング音が軽く楽に出るか，振動感覚を強く感じ取れるか，この2点が可能になるまで繰り返す．
- ハミング音に続けて通鼻音が語頭と語尾につく単語を練習する．
  （例）ミシン，みなみ，みかん，まめ，マラソン，もち米，メガホンなど15単語程度．練習がすすめば，通鼻音が語尾や語中のみにつく単語も含める．「m—ミシン」，「m—みなみ」のように単語の語頭と語尾で振動感覚が感じられるかどうか確認する．
- 通鼻音を含む短文（5文程度）で練習する．練習がすすむと上記の練習で使った単語を含む短文を使う．
  （例）ママと豆まきをした．桃から生まれた桃太郎，など．

❸ resonant voice による詠唱練習
- / mimimimimi / と続けてみて，振動感覚が感じとれ楽に音が出るか確認する．
- / mimipipimimi / を声の高さを変えずに続ける．
- / mimipipimimi / を途中で声の高さを変えながら続ける．
  （例）/ mimi(↗)・pipi・mimi(↘) /
- 後続母音を変えて同じように練習する．
  （例）/ mama(↘)papa mama(↗) /，/ momo(↗) popo momo(↘) /
- 途中の無声子音部や後続母音が変わっても，振動感覚と楽な発声ができるかつねに確認する．

❹ resonant voice による頷き練習（会話想定練習）
- 対面での実際の会話場面を設定し，聞き手になって「ふーん」「ふーん」というようにハミングを使った相槌をうつ練習．
- 先に患者に自由に話をしてもらい，言語聴覚士がハミングを使った相槌をうってモデルを示す．
- 言語聴覚士が話し手となり，患者にハミングを使って相槌をうってもらう．

❺ resonant voice と今までの声の使い分け練習
- 新しく習得したresonant voiceと今まで使っていた声の出し分け練習をして，いつでもどこでも患者が発声の仕方を変えることができるという自信をもてるようにする．
- 1〜10までの数唱をする．最初は今まで使っていた声で行い，その次にresonant voiceで行う．
- 1〜5までの数唱を今までの声で，6〜10までの数唱をresonant voiceで行う．
- 言語聴覚士が親指を下に向けたら今までの声で数唱し，親指を上に向

・けたら resonant voice で数唱する．何回か繰り返す．
・出し分けが確実になったら，自由会話のなかで言語聴覚士の親指の指示で声の出し分けをするよう練習する．

❻ Messa di Voce による発声練習
・声楽でいうクレッシェンド，デクレッシェンドの練習である．
・基本練習で学習したハミングを用いる．先にハミングを行いそのまま母音を続ける．

（例）／ maaAaa ／／ miiIii ／

・言語聴覚士が1〜4まで数えるのに合わせて，患者はだんだん声を大きくしていく．その後，言語聴覚士が5〜8まで数えるのに合わせてだんだん声を小さくしていく．
・この練習を通して患者は呼気調節と甲状披裂筋の調節を学ぶ．声の大きさを変える際に声の高さが変わらないようにする．
・声を大きくする際にのどづめにならないように振動感覚を意識させる．
・スムーズなクレッシェンド，デクレッシェンドができるようになれば，基本練習で用いた単語でも練習する．

（例）みなみ みなみ みなみ みなみ みなみ みなみ みなみ

❼ resonant voice を使った会話練習
・さまざまな環境下での resonant voice を使った自由会話練習で，段階的に騒音下でも会話ができるように練習する．
・訓練室で言語聴覚士と対面で静かな会話をする．
・近い距離（薄い壁を隔てた部屋通しで）電話やマイクを使った静かな会話をする．
・学校の教室ぐらいの広さでの少し大きめの声での会話をする．
・騒音テープ（駅や雑踏の騒音を録音したテープなど．市販されている）をかけて，騒音下での会話をする．
・患者の感情的な声を使う会話をする（感情的な会話は自然に声が大きくなる）．むずかしいときは，子どもを叱るつもりとか，喧嘩するつもりで話をさせる．
・患者のおかれた立場に応じた実践的会話をする（たとえば，教員であれば実際に教室で講義をする，工事現場で働く人であれば工事現場で話すなど）．

> **サイドメモ　音声や単語の選択基準**
>
> resonant voice で用いる音節や単語の選択基準は，あらゆる言語に対応できるように細かく規定されている．たとえば各言語に固有の有声子音のなかからランダムに通鼻音を含めて8つ選ぶようになっている．英語では，有声子音から8つ／l, r, z, v, m, n, ŋ, dʒ／を選び，／l, r／／z, v／／m, n／／ŋ, dʒ／の組み合わせで，1〜2音節単語を選択している．さらに，毎回同じ単語でも，出てくる順番をランダムに並べ替えるなどの工夫がされている．詠唱練習では，後続母音は／i, a, u／／o, i, u／と定めている．日本語の場合，子音が少なくこのような組み合わせをつくることがむずかしい．

家庭学習

- 以下の練習を毎日，家庭で午前・午後に１回ずつ行う．ただし，❹❺は一日を通してできるだけ使う．❸❻については午前か午後のどちらか１回のみでよい．
  - ❶筋緊張緩和のためのストレッチ　×２～３分
  - ❷基本 resonant voice 発声練習（単語・短文）　×２～３分
  - ❸ resonant voice による詠唱練習　×１～２分
  - ❹ resonant voice による頷き練習（会話想定練習）
  - ❺ resonant voice と今までの声の使い分け練習
  - ❻ Messa di Voce による発声練習　×１～２分

> 練習のポイント

- ハミングだけでなく歯茎音／l／や／z／，唇歯音／v／などの子音と単語も練習するが，日本語にはあまりない音もあるのでマ行，ナ行音を中心に練習する．
- 頷き練習では，日本語の／N／「ン」も取り入れた練習が可能である．さらにいわゆる相槌として「ホント？」とか「また―」のような相槌語も徐々に取り入れる．
- 練習全体を通して，鼻梁あるいは口唇での振動感覚を重視する．
- １回のセッションの時間配分は，最初の５分で声の衛生と家庭学習のチェックを行い，終わりの５分で家庭学習の説明を行い，それ以外は実際の発声練習に使う．したがって，患者が１セッションのなかで練習している回数がかなり多いはずである．

4 アクセント法（Accent Method）

提案者

- 1930年代にデンマークの言語聴覚士 Smith, S が西アフリカのダイナミックな太鼓のリズムに着想を得て開発した音声治療の方法である．以後，太鼓がアクセント法のトレードマークとなっている（図4）．

原 理

- アクセント法の名前の由来でもある太鼓によるアクセントのついたリズムが特徴的である．適応は音声障害全般に限らず，吃音や運動障害性構音障害（ディサースリア）にもあるといわれているが，症例報告のみで根拠となるデータは少ない．
- アクセント法は，北欧を中心としたヨーロッパ，日本，エジプトなどで用いられているが，アメリカではほとんど使われていない．
- アクセント法の標準的なセッション数は1セッション20分程度で，週2～3セッションで計20～25セッションが標準とされており，他の包括的音声治療技法よりも時間がかかる傾向がある．アメリカの保険診療の範囲では厳しいのもアメリカで使われない大きな理由かもしれない．
- アクセント法を特徴づけるのは，①腹式呼吸と②アクセントのついたリズムである．

腹式呼吸

・上胸部や鎖骨に付着した呼吸補助筋群の活動を抑制し頸部や上胸部の過緊張を緩和する．
・呼吸を意識することで喉頭への意識を取り除き喉頭の過緊張を緩和する．
・リズミカルな呼吸の習得により発話を支える呼吸法を学習させる．
・呼気と起声のタイミングの調節をする．

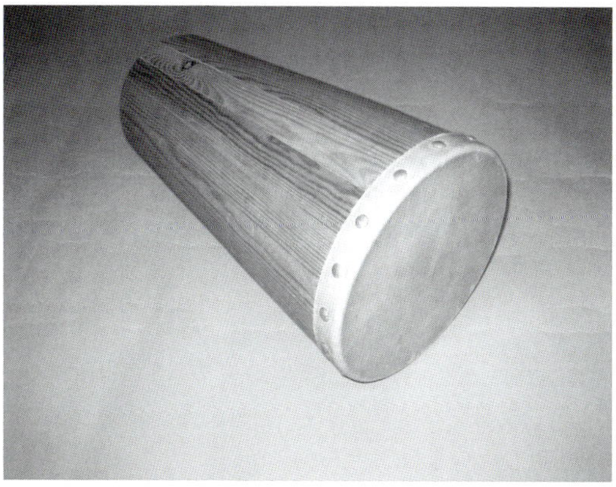

図4 アクセント法で用いられている太鼓

アクセントのついたリズム
- ラルゴ，アンダンテ，アレグロと3つの決まったリズムを使って，リズムに合わせることで新しい運動パターン（呼吸と発声の協調）を学習しやすくしている．呼吸と発声の協調をさらに助けるために，リズムに合わせて身体を動かすことによってさらに学習しやすくしている．
- 本法ではあまり患者に詳しい説明をせず，患者と言語聴覚士がいかにも会話をしているように，言語聴覚士がモデルを示し患者が模倣するというパタンで成りたっている．したがって患者は言語聴覚士のモデルを注意深く観察し，次に自分で模倣するということを繰り返しながら自然に新しい発声法を学習していく．

治療効果

- Kotby, Nと著者（1993, 2003）は，アクセント法の習熟度のことなる健常成人で，それぞれのリズムのアクセント部分での声の強さや声の高さと呼気流量の変化を測定したところ，どのリズムにおいても習熟度が高いほど，声の高さや強さの変化量が大きく，一方で呼気流量の変化は小さいことを報告している．つまり，小さい呼気で効率よく声の高さや強さを調整していることがわかる．
- 著者（2003）はさらに，音声障害患者5例についても治療前後で同様に測定したところ，治療後は習熟度が高い健常者と同様の変化を示したことから，アクセント法の学習によって喉頭の調節能力が上がったと結論している（図5）．
- 声門の閉鎖状態を示すEGG（電気声門図）による研究でも，本法施行後，声門過緊張型の発声様式をもつ被験者では有意に声門閉鎖度が低くなり，逆に声門閉鎖不全型の発声様式をもつ被験者では，声門閉鎖度が高くなる傾向を示している．
- 治療効果については，Smith, Sらが1976年に健常成人（学生）30名に10セッションのアクセント法を施行し，訓練後有意に音響分析で高調波成分が増加し，発話明瞭度が上昇したことを示している．
- Kotby, Nら（1991）は，声帯結節，機能性発声障害，声帯麻痺症例28例にアクセント法を20セッション施行し，有意に聴覚心理的評価，発声持続時間，呼気流量などが改善したことと，声帯結節の消失，声門間隙の縮小などが視診上認められたことを報告している．
- Fex, Bら（1994）は，声帯結節を含めた機能性発声障害10例にアクセント法を10セッション施行し，治療前後で音響パラメータを比較したところ，PPQ（基本周期変動指数），NNEa（規格化雑音エネルギー）と基本周波数に有意な改善が認められたことを報告している．
- 音声障害疾患群を無作為にアクセント法のみ施行した群と，声の衛生指導のみの群の2群に分けて比較すると，明らかにアクセント法の治療効

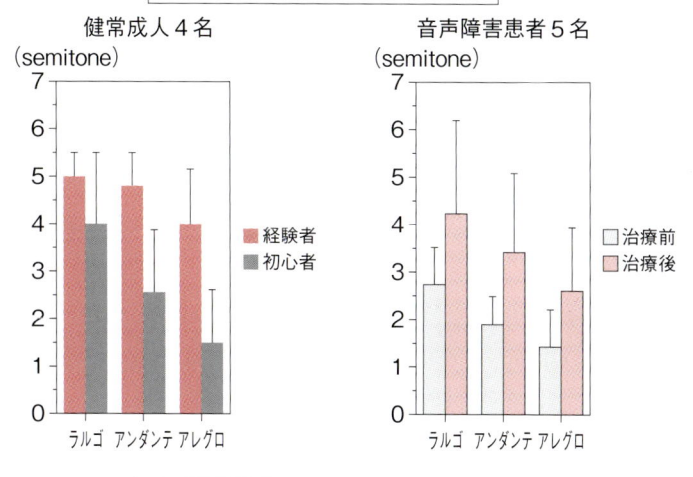

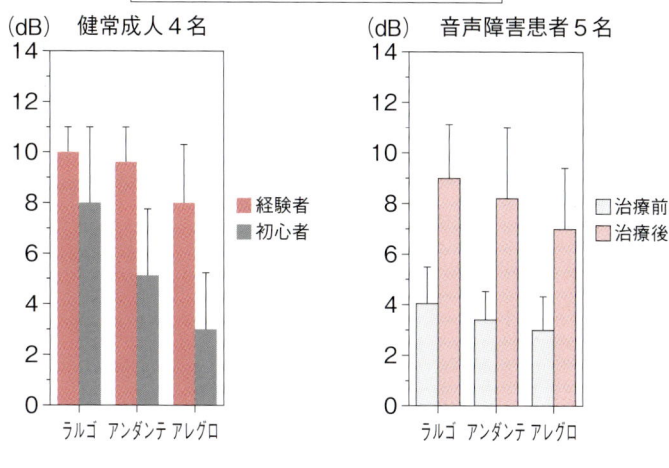

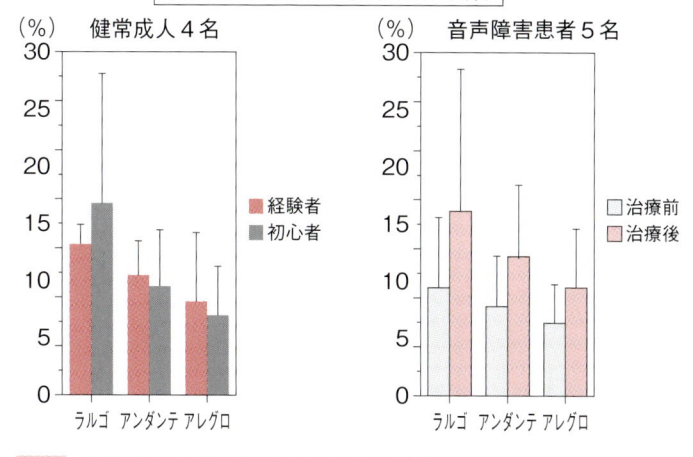

図5 アクセント法のアクセントのつけ方
左はアクセント法の習熟度の異なる健常成人4名，右は音声障害患者5名の治療前と治療後である（文献8より改変）

果のほうが有意であったことが報告されている.
- 本法はプログラム化されてはいるものの，前述の2つの包括的訓練法に比べ大まかな原則はあるが，各ステップでの終了基準が曖昧であるので，どこで先にすすむかという判断は言語聴覚士にまかされているところがある（たとえばリズムは患者の状態に応じて先にすすむこともあるし，戻ることもある．必ず前にすすむわけでもない）．本法に慣れない言語聴覚士にはむずかしく感じられるかもしれない．その辺にもアメリカでほとんど使われない理由があるのかもしれない．
- 言語聴覚士にとっても新しい運動パタンの学習が必要で，自動的に一定のリズムをつくりながら発声モデルを示し，患者の声をききながら，次の発声モデルを考えて再度示す必要がある．著者が最初にアクセント法を行ったときは，ピアノの弾き語りに近いむずかしさを感じた．これも本法を困難なものにしている理由かもしれない．

アクセント法の実際

- アクセント法は，声の衛生指導と発声練習に分けられる．

声の衛生指導

- 基本的に最低限必要なことを簡単に説明する．あまり時間をここに割かないようにする．
    - ・意識的あるいは無意識で使っている叫び声（大声）の禁止
    - ・禁煙
    - ・アルコール摂取の禁止
    - ・咳払いを避ける
    - ・水分摂取

発声練習

- 基本的にあまり細かく説明しない．模倣を通して自然な習得を心がける．

❶腹式呼吸の練習：無意識な呼吸
- ・固めのベッド上で仰臥位にて行う（図6）.
- ・腹部に本を載せて数回呼吸を行わせる．このとき，肩と上胸部が動かないように気をつける．吸気は鼻から行い，呼気は口から行う．
- ・静かな呼吸を通して身体の緊張も取り除く．
- ・腹部に載せた本の重みで患者は自然に腹部に集中できるはずである．

❷腹式呼吸の練習：意識的な呼吸
- ・本の代わりに患者のどちらかの手を腹部に載せる（図7上）.
- ・呼気で腹部の手がどのように動くかモニターさせる．ただし，呼気時に腹部の手を押さえないようにする．腹部の手はあくまで呼吸の際の腹部の動きのモニターである．
- ・吸気と呼気の間にポーズをおかずに静かに自然な呼吸を行う．
- ・吸気と呼気の時間を発話に近い1：2で行う．

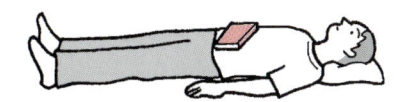

図6　仰臥位

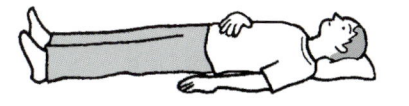

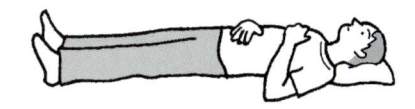

図7　腹部と上胸部の動きのモニター

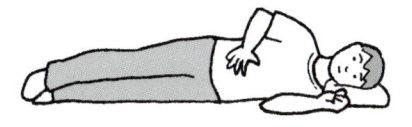

図8　横臥位

- 上胸部にも反対の手を載せて，胸郭の動きも感じ取れるようにする．胸郭の過緊張がないかモニターさせる（図7下）．
- 腹部の動きが習得しにくい場合には，先に呼気で息を吐き切らせると腹部の収縮が楽にでき，吸気での腹部の弛緩（腹部の膨隆）が自然にできるようになる．つまり，呼気時の腹部の収縮のみ意識させる．または，言語聴覚士の腹部にふれさせ，腹部の動きを感じさせることで体得させることも可能である．
- 呼気がわかるように呼気時に無声摩擦音/F/を発声する．口唇はこのとき丸めていてやや突き出しているはずである．
- 呼気時の腹部の動きをさらに確実なものするために横臥位をとることもある（図8）．
- 一定のリズム（ラルゴ）に合わせて，アクセントをつけて呼気を行う．短・弱→長・強（図9-2）．途中で息が途切れないようにする．
- 無声摩擦音/s//ʃ/を加えて練習を続ける．
- できるだけ早く仰臥位から座位に移行して練習を行う（図10）．座位では，最初患者の手を腹部に載せたまま，反対の手を治療者の腹部にさわらせる．つまり，言語聴覚士の腹部の動きをモニターしながら，患者自身が自分の腹部の動きを感じられるようにする（図11）．このとき，患者の呼気時に言語聴覚士は吸気を行い，逆に患者の吸気時に言語聴覚士は呼気を行う．このやり取りを繰り返しながら，患者が言語聴覚士のモデルを模倣しながら練習することを自然に習得させる．最初の段階では，呼気と吸気の時間は１：１で行い，次第に２：１に移行する．
- 座位の次は立位で行う．立位は，足を肩幅（30 cm 程度）に開いて，片足が10 cm 程度前に出る（図12）．
- 吸気と呼気に合わせて身体が前後に揺れるようにする．言語聴覚士と患者が図のようにお互いの腹部にふれながら行うのもよい（図13）．

❸ リズムに合わせた発声練習（Largo・ラルゴ）
- 3/4拍子のリズムで，/h/起声で母音をつけて発声する．やや低め

第4章　包括的音声治療

の声で気息性の声で練習し，緊張のない声で行うことが重要である．
・発声（呼気）と吸気の間にはポーズはなく，言語聴覚士と患者が交互に行う．
・発声の最後でのどづめのフライ音にならないように気をつける．また音と音の間を切って発声しないように気をつける．
・イメージとしては呼気に声が乗っている感覚が必要である．
・リズムのバリエーションは図に示した通りである（図9-1, 9-3）．
・立位であれば，吸気で身体を前に揺らし，発声（呼気）で腹部を引っ込めながら身体を後ろへ揺らす．図13のように言語聴覚士と患者でダンスをするように前後へ揺らしながら動きを学習してもよい．

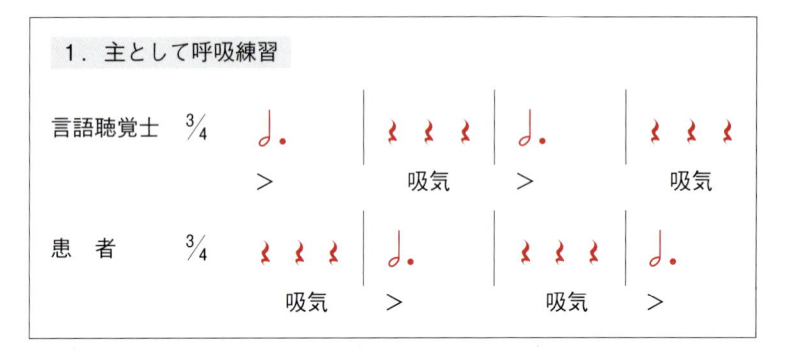

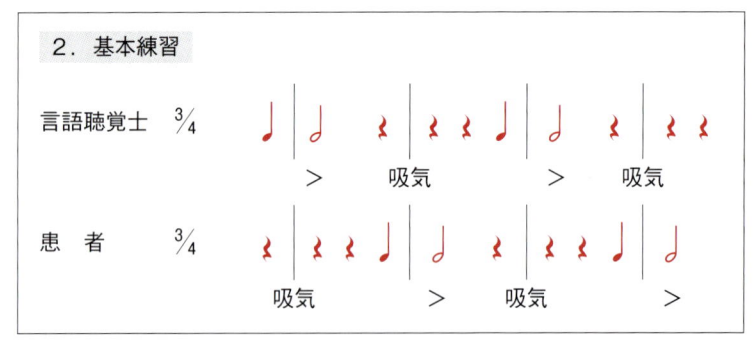

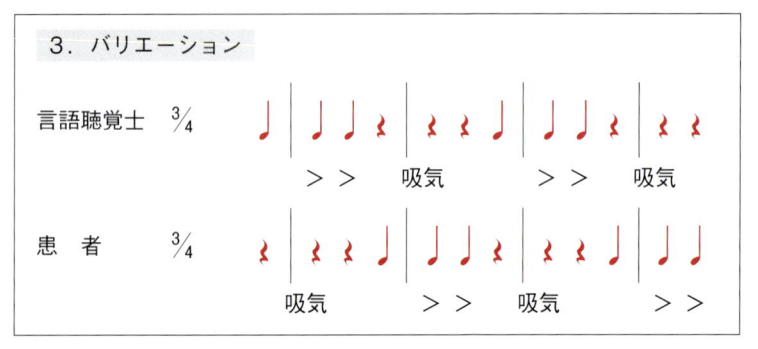

図9　ラルゴのバリエーション（文献13より改変）

図10 座位

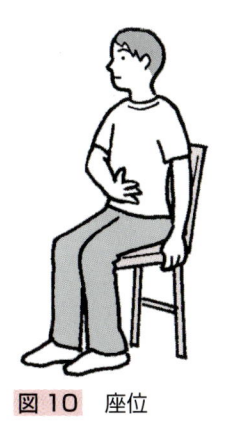

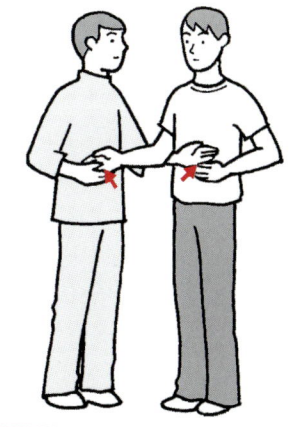

図11 お互いの腹部の動きをモニターしている（実際には座位でも行う）

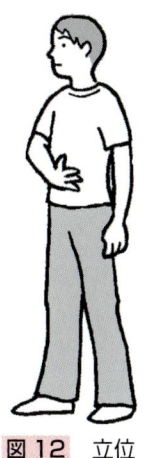

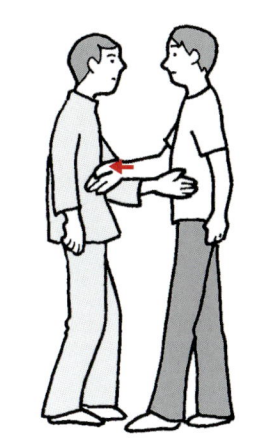

図12 立位

図13 立位での前後の動き

- 立位のときは，腕は肩の力を抜いて楽にリズムに合わせて振る．
- 最終的に身体の動きとリズムと発声が一体化することが必要である．

❹ リズムに合わせた発声練習（Andante・アンダンテ）
- 4/4拍子のリズムで同様に行うが，発声（呼気）と吸気の間にはポーズがおかれる．
- 言語聴覚士がモデルを示しているときは，そのままでポーズをとってから，患者が自分の順番になって発声（呼気）をする直前にすばやく吸気をする．
- 患者は最初のうちは吸気が短くすばやくなるのであわててしまい，吸気のときに力むことが多い．一度にたくさん吸気しようとするからである．言語聴覚士は患者にモデルを示しながら，自分の腹部に患者の手をあてて，発声時に呼気が十分出されていると楽に吸気ができるこ

第4章　包括的音声治療　143

とを示す（あまり細かく説明しない）.
- リズムのバリエーションは図に示した通りである（図14）. いろいろな位置で強弱（アクセント）をつけることを学習する.
- 発声の最後でのどづめのフライ音にならないように気をつける. また, 音と音の間を切って発声しないように気をつける.
- 身体の動きも, リズムに合わせて左右に揺すったり, 腕も肘から先を使って自由に動かす. 特に決まった動きはなくリズムに合わせて自由に動かしてよい. 患者は最初からはむずかしいので言語聴覚士がモデルとして少しオーバーに示す.
- 身体の緊張も抜けて声も緊張せず, 最終的に身体の動きとリズムと発声が一体化することが必要である.

❺ **リズムに合わせた発声練習（Allegro・アレグロ）**
- 4/4拍子のリズムでラルゴの倍の速さになる.
- 発声の最後でのどづめのフライ音にならないように気をつける. また, 音と音の間を切って発声しないように気をつける.
- リズムのバリエーションを図に示す（図15）.
- よりリズミカルで自由な身体の動きを伴う.
- ここでも身体の緊張も抜けて声も緊張せず, 最終的に身体の動きとリズムと発声が一体化することが必要である.

❻ **母音・子音の発声練習**
- 練習で使う母音は, 最初のうちは狭口母音 / i, u, y /「イ, ウ, ユ」からスタートする. 特にラルゴのリズムでは無声摩擦音と組み合わせて練習する.
- 咽頭や口腔内の不必要な緊張を緩めるために, アンダンテのリズムぐらいから, 前舌・後舌, 円唇・非円唇, 広口・狭口のような対比で発語器官を動かす練習をする.
  （例）/ i-u // i-o // i-a /「イーウ」「イーオ」「イーア」
  　　　ラルゴ：aiAI-AI「ァィアイアイ」
  　　　アンダンテ：oiOI-OI-OI「ォィオイオイオイ」
  　　　アレグロ：uiUI-UI-UI-UI「ゥィウイウイウイウイ」
- 子音と母音の組み合わせで練習を行う. 子音については特に決まりはない.
  （例）ラルゴ：biBI-BI「ビィビイビイ」
  　　　アンダンテ：miMI-MI-MI「ミィミイミイミイ」
  　　　アレグロ：laLA-LA-LA-LA「ラララララ」
- 数唱や曜日など決まり文句（いろは歌など）をそれぞれのリズムに合わせて発声する.
- 音読練習に移行する. 音読練習では, 句読点でほどよく吸気ができること, 話す速度が適切であること, 息苦しくなるまで無理にしゃべら

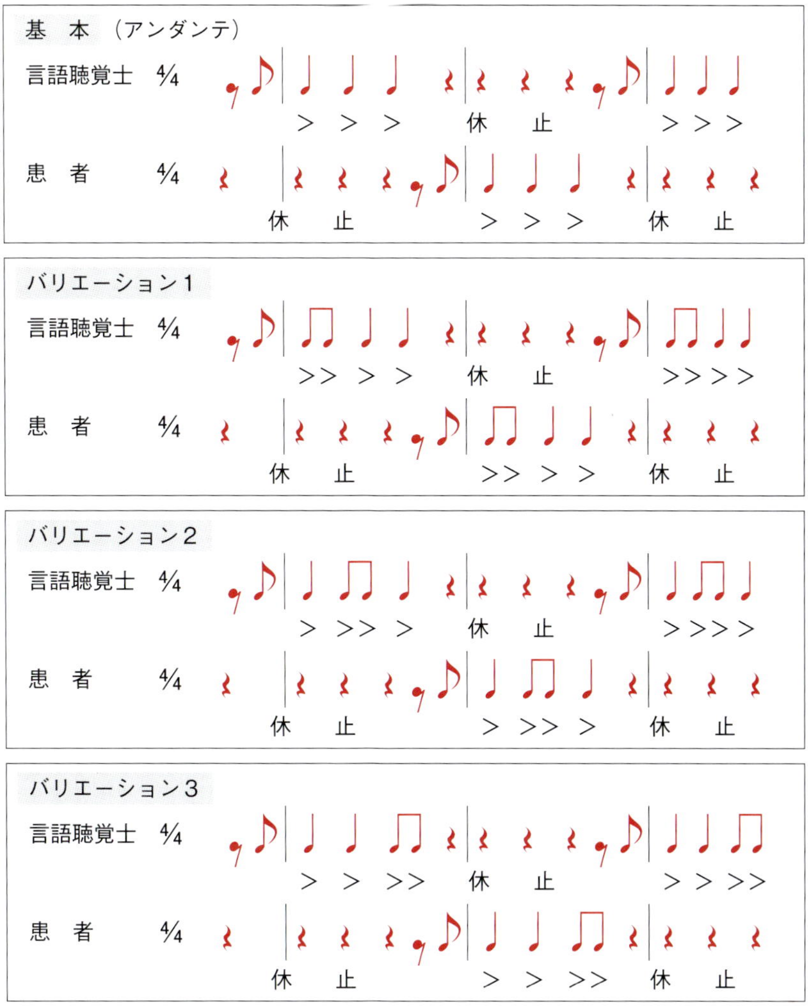

図14　アンダンテのバリエーション　　　　　　　　　　　（文献13より改変）

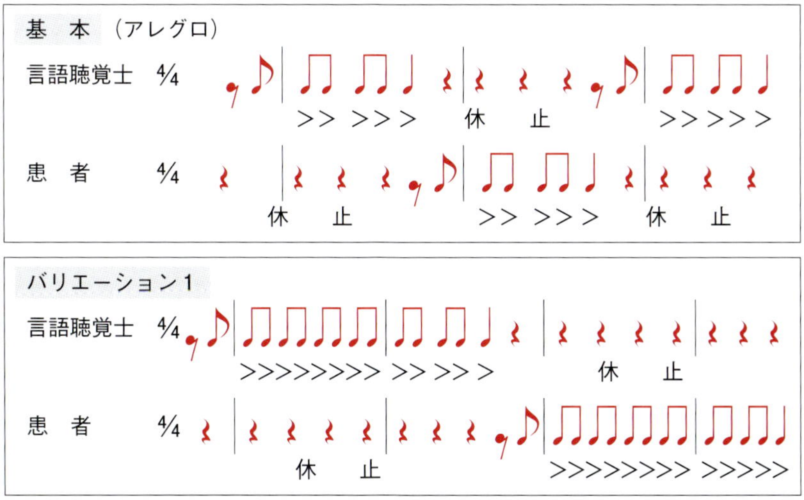

図15　アレグロのバリエーション　　　　　　　　　　　　（文献13より改変）

第4章　包括的音声治療

ないこと，句の終わりでのどづめのボーカルフライが出ないこと，腹式呼吸が維持できているか確認しながら練習する．
- 自由会話練習では，話題を決めて2～3分程度のプレゼンテーションをしたり，言語聴覚士と患者で聞き手と話し手になって会話をすすめる．

> **練習のポイント**

- 高齢者や聴覚に問題がある患者では，リズムに合わせることがむずかしいことがある．この場合，無理に速いリズムへ移行せず，ラルゴを繰り返すことも可能である．あるいは，言語聴覚士がもとのリズムを少し遅めに変えるなど臨機応変に対応する必要がある．
- 言語聴覚士がモデルを示すのに恥ずかしがったり，照れたりすると患者の動機づけが低くなるので，多少のリズムの間違いがあっても自信をもった態度で臨む．
- つねに身体を動かしながら発声するが，顎が上がったり，背中が反ったり丸くならないように気をつける．
- ある程度練習が進めば，訓練室での練習を録音しておき，家庭でもテープをききながら自宅学習できるようにする．
- 太鼓は必ずしも必要ない．太鼓の代わりに膝をたたいたり，机をたたいたり足をならしたりしてリズムをとってもよい．
- 太鼓は必ずしも必要ないが，リズムのつくり方の参考になるので，太鼓のたたき方を図にして示す（図16）．

おわりに

- 残念ながら現在の日本の言語聴覚士養成システムのなかでは，あまり言語聴覚療法分野の実験計画法や研究法に力を入れて教育しているようにはみえない．
- 養成校最終学年時に卒業論文を書く際に，あわてて統計学の教科書を引っ張り出すか，指導教官にききにいく．あるいは卒業して現場に出てから学会発表をしたり投稿論文を書くようになって，職場で学会発表や論文を投稿したことのあるベテランの先生にきく，というのが日常的である．
- この段階であわてて足りないデータを取り直したり，必要のないデータを破棄したりする．患者や被験者の負担を減らすという意味でも，実験計画に基づいた無駄のないスマートなデータの収集が必須である．
- 症例報告でも，単一事例研究法などに基づいて厳密なベースライン期と複数回の介入期を比較検討するような治療効果の検証が，今後は一般化していくと思われる．
- その一方で，それぞれの専門分野の教科書は増えつつあるのは喜ばしい限りであるが，言語聴覚療法分野に特化した研究法や実験計画法の教科

書は今のところ翻訳に頼らざるを得ないのが実情のようだ．
● EBP（Evidence-Based Practice）が主流となる将来を考えると，言語聴覚士にも洗練された実験計画が立案できることが求められると思う．洗練された実験計画が必要とされる時代が近づいてきたといえる．

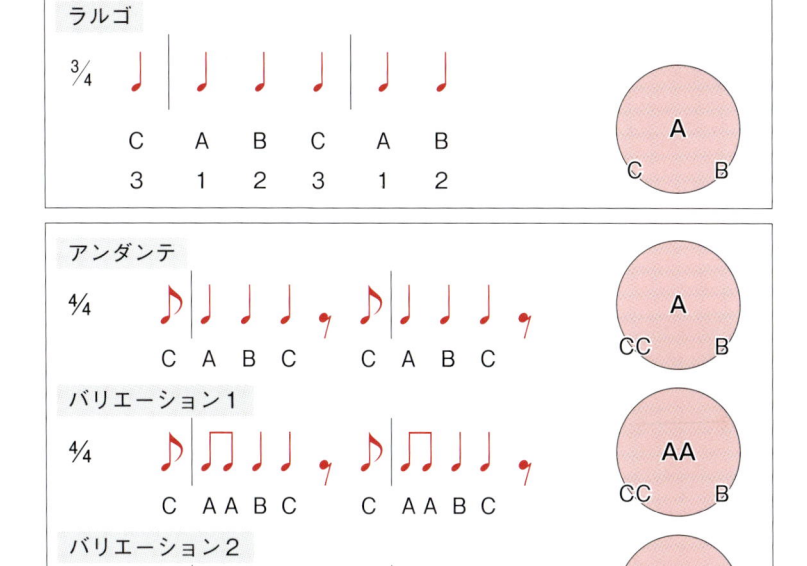

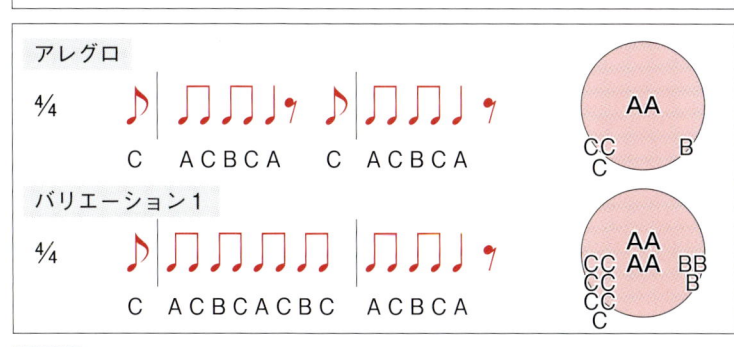

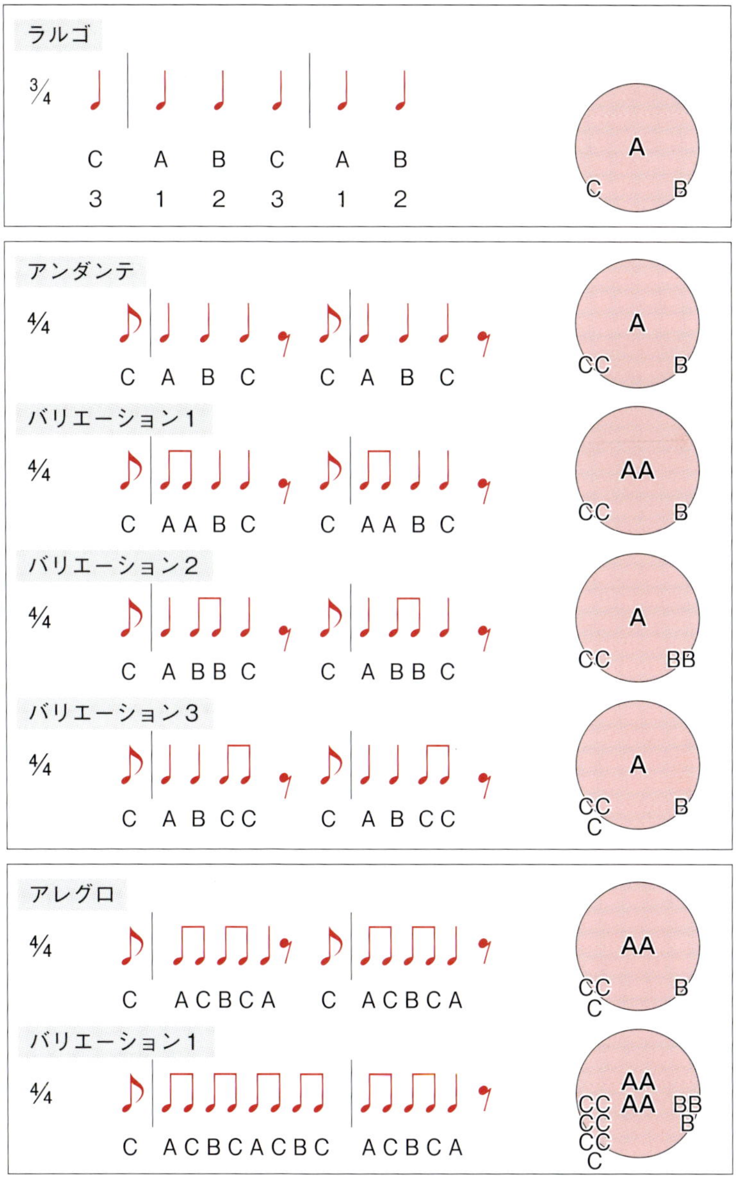

図16 太鼓のたたき方（文献13より改変）
　　　Aは太鼓の中央部分で強いビート（すなわちアクセント部分），
　　　B，Cは太鼓の端で弱いビート

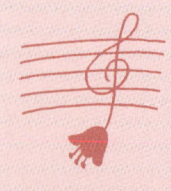

Coffee Break

「包括的」訓練とは

　包括的（wholistic）ということばは総合的とも訳されますが，声の異常をトータル・コミュニケーションの複雑なバランスの崩れとしてとらえようという立場に立つためにこのような呼称がとられているといえます．

　歴史的にはFroeschelsが提唱した咀嚼法（chewing method：1952）がはじまりとされますが，1978年に発表されたアクセント法（Smith & Thyme）はSmith自身1930年代から提案していたもので，発表前から実際の訓練セミナーなども北欧でしばしば開催されていました．わが国では，1984年エジプトのN.Kotbyが久留米大学に客員教授の立場で滞在してこれを紹介し，さらに1987年，スウェーデンのB.Fexが同じような形で来日して指導を行ったりしたことが契機となって，アクセント法はかなり広く知られるようになりました．症状対処的な訓練法と違って訓練や治療の対象がやや漠然としており，いわばどんな音声障害に対しても無差別に施行される傾向もないとはいえないため，これに批判的な意見があるのももっともと思われます．しかし従来あまり包括的訓練に積極的でなかったアメリカでも最近は見直しが進んでいて，このような現状から，わが国でも今後さらに客観的な臨床データの収集，解析と，それに基づく治療的エビデンスの積み重ねが進められていくことが期待されます．

実践編

第5章

心因性発声障害の音声治療

CONTENTS

1. 心因性発声障害とは ………………………………………… 150
2. 音声治療の実際 …………………………………………… 152

この章のPoint

- 心因性発声障害の音声治療は，発声機構の説明と実際に声を出す発声訓練から成立している．
- 言語聴覚士にとって患者の心理状態の把握が一番の課題となる．
- 完全失声と部分的失声では，一般的に部分的失声のほうが患者の心理的側面に働きかける要素が大きくなる．
- 発声訓練では反射的動作をきっかけにして何らかの発声を促すことに重点がおかれる．

1 心因性発声障害とは

定 義

- 広義の心因性発声障害とは，Aronson, A（1990）によると，不安，抑うつ，転換性反応，人格障害のような心理学的に不均衡な状態が単独かあるいはいくつかが絡んで，随意的な発声の制御過程を妨害して起こる発声障害と定義されている．
- 実際には，躁うつ病や統合失調症のような内因性疾患，神経症，心因性障害（ヒステリー，心因反応，心身症，その他）などいずれの場合にも音声障害は起こりうる．診断に際しては，患者の既往歴や通院歴の有無，あるいは向神経薬の服用経験があるか，などを確認する必要がある．
- アメリカの精神医学会の診断基準（DSM-Ⅳ）では，心因性発声障害（失声）は身体表現性障害のうちの転換性障害に含まれる身体症状の一つとされている．
- 心因性発声障害は従来「ヒステリー性失声症」とも呼ばれ，患者自身が気づいていない動機・心因（精神葛藤に基づく不安防衛）によって，声帯の随意運動の障害が引き起こされると考えられていた．
- 本書で取り扱う心因性発声障害とは，転換性障害に含まれる身体症状のうちの音声の障害（失声）を意味するものとする．
- とくに精神科の通院歴などがなくても，以下のような訴えがあり内因性疾患や神経症が疑われる場合には，耳鼻咽喉科の主治医を通して精神科へ紹介する．
    1) 幻覚あるいは幻覚様の奇妙な異常感．
    2) 妄想の存在．
    3) 職業，学業に支障をきたしている．
    4) 精神科受診を希望している．

特 徴

- 声が出ないという主訴で訪れるが，ほとんどの場合，会話音声を含む意図的発声はできないが，ささやき声で話すことができる．まれに口だけは動かすがささやき声さえも出さない患者やまったく意図的に発声しようとしない（緘黙）患者もいる．
- 失声は意図的な発声に限られるので，咳や咳払いをさせると有響音声が出ることもある．また，泣いたり笑ったりするときや歌を歌うときには声が出ることもある．
- 疫学的には，成人ではそのほとんどが女性で，小児では性差はないとされている．最近の報告では，15歳以下の小児に増加する傾向が認められる．また小児の場合，心因となるものが特定できないことが多い．

診　断

- 喉頭所見によって鑑別できることが多い．すなわち，意図的発声時のみ声門が閉じないが，それ以外に声帯運動障害は認められない．吸気時には声帯は大きく外転し，咳や嚥下のような反射運動時には声帯はしっかり閉鎖する．
- 診断に際して動機や心因の特定はできないことのほうが多い．ましてや初診時に誘因となる事件や心理的負担となるエピソードをすらすら述べる患者はまずいない．

予　後

- 一般に予後は良好ともいわれているが，失声の経過が長い患者や複数の医療機関をわたり歩いているような患者は治療に苦慮することもある．基本的に治療者との信頼関係が築きにくいためであろう．このような患者では，早い時期から精神科医や臨床心理士など専門家と連携することが必要である．
- 予後不良となる要因は以下のようなものが考えられる．
  ・患者が失声状態であっても日常生活でそれほど困っていない．
  ・患者の訓練意欲が低い．
  ・言語聴覚士に対する信頼が低い．
  ・以前にどこかで治療を受けたがうまくいかなかった．
  ・失声に対して沈黙を指示されたことがある．
  ・他の精神医学的疾患があるか，心因性の体調不良がある．
  ・長期間の失声（経過が長い）．
  ・失声状態がかなり固定しており，「失声への逃避」が常態化している．

2 音声治療の実際

- 音声治療は，患者の心理的サポートを含めた発声機構の説明と実際に発声してみる発声訓練を並行して行う．

発声機構の説明

- 耳鼻咽喉科医といっしょに患者の喉頭ファイバースコピーを実施し，ビデオに録画しておく．
- 喉頭ファイバースコピー下では，喉頭粘膜への刺激による咳嗽反射や咳払い，息み，トリルなどいくつか試験的音声治療を試みておく．
- 声が出るための仕組みを録画したビデオや喉頭の模型を使いながら，具体的にわかりやすく説明する．すなわち，声が出るためには左右の声帯が閉じると同時に肺から呼気が出て声帯を振動させるということを理解してもらう．
- 患者の声帯に器質的疾患がないことと，現在声が出ないのは声の出し方（声を出す道具の使い方）に問題があることを理解してもらう．
- 患者の声帯には問題がないので，言語聴覚士の指示通りに練習を行えば必ず声が出ることを強調する．
- 患者の不安を少しでも軽減するための説明なので，患者の疑問や不安には誠実に対応する．

実際の発声訓練

- 完全な失声の場合と部分的な失声の場合は音声治療の方法が少し異なる．
- 完全失声では，できるだけ早く音声を取り戻すことに重点をおく．
- 部分的失声では，発声が安定することを目指しつつ自己洞察をしていく過程を重視する．音声の再獲得を目指す完全失声に対する音声治療と比べ，相対的にゆったりとすすめ自己洞察に時間をかける．

1）完全失声の場合

　音声再獲得：とにかくどういう形でもかまわないので発声を導く．ここでは自動反射的な運動を使うことが多い．あるいは患者自身が声を出している意識があまり感じられない方法を試行する．喉頭ファイバースコピー下に行った試験的音声治療で有響性音声が出た方法も有効である．喉頭ファイバースコピー画面をモニターとして患者に直接みせながら，発声時と吸気時，咳払いなどの試験的音声治療で用いた方法を施行し，患者に喉頭の様子を自分で確認させながら発声を導くこともある．
　（例）うがい，咳，咳払い，吸気発声，口唇や舌のトリル，肩の上げ下ろし，何気ないため息，鼻息，裏声発声

リラクゼーション：緊張が高いことが多いので，全身的な漸進的弛緩法や心理療法で取り入れられている体系的なリラクゼーション法を用いる．胸郭と頸部のストレッチ運動も有効である．ときに局所的に喉頭マッサージを行うこともある（実践編第3章を参照）．

　音声機能拡張：音声の再獲得ができた早い段階で，単語や短文にすぐに移行し，なるべくその日のうちに日常会話に移行する．ただし，再獲得した音声の声質や声の高さ，強さに問題がある場合には，症状対処的音声治療技法を用いて正常範囲の音声にする．

　自己洞察：音声が安定し，日常会話もスムーズになったら無理のない範囲で失声の原因やきっかけなどを話してもらいながら，患者の自己洞察を促す．心因が特定できない場合は無理に特定せず，患者が発声に自信をもてるよう心理的にサポートする．

2）部分的失声の場合

　音声の安定化：部分的に発声可能な音声をさらに安定させるためにあくび・ため息法や咀嚼法，喉頭マッサージなどを行う（実践編第3章を参照）．

　呼吸・発声の協調：音声が安定化し始めたら，包括的訓練法などで呼吸と発声のよりよい協調をはかる．部分的失声の場合，呼吸と発声のタイミングの調節がうまくいっていないことが多いので十分時間をかける（実践編第4章を参照）．

　自己洞察：比較的早い時期から無理のない範囲で失声の原因やきっかけなどを話してもらいながら，患者の自己洞察を促す．患者の言動や表情などちょっとした反応にも気をつけながらすすめる．失声によって現在の生活にどういう影響があるか，声がよく出ている場面と出ない場面に違いがあるかなど，第三者的に自分を観察できるように促す．

練習のポイント

- 全体的に肯定的フィードバックのみ与えること．否定的フィードバックは患者の不安を増幅しかねない．
- ちょっとした変化も見逃さず具体的に指摘し励ます．
- 初回から数セッションは，できるだけ間をおかずに予定を組む方が患者の不安を軽減できる．できれば，初回から2回目までのセッションは同一週内に行うのが望ましい．
- 音声が獲得できた段階で，患者が泣くなど感情的な反応を示すことがある．言語聴覚士は患者が落ち着くまで静かにまつ．
- 初回の訓練でちょっとでも発声が可能になったときに，すぐに次のステップ（日常会話）へ移行する準備ができていないと，患者の信頼度は低くなる．「声が出るようになったのになぜ同じことを繰り返す必要があるのか」と患者が言語聴覚士に不信感をもつからである．

- 一般的に心因や動機を無理に突き止めようとしないことが大事である．むしろ，患者の方から話しやすい雰囲気をつくることに努めるべきである．最初から根掘り葉掘りきき出そうとすると逆に信頼関係を損なうことになる[*1]．
- 心因や動機がわかっても，そのことが失声の改善に直接役立つわけではない．患者が自分の心理状態や症状の成立機序を自己洞察し，原因となった心理的問題を解決する助けとなるよう言語聴覚士は働きかけねばならない．
- 自己洞察の過程では患者のプライバシーを守れる環境で行う．
- 患者からの精神科紹介の希望があれば紹介する[*2]．
- 患者のプライバシーについて十分配慮すること．特に先輩言語聴覚士や他職種と相談する際は，患者情報の秘密保持に気をつける．
- 自己洞察の過程では，結果を急がずじっくり構えることが必要である．自分の問題点と向き合うには誰でも時間がかかる[*3]．
- 声が安定したらすぐ終了とせず，間を少しずつあけながらのフォローアップが必要である．

サイドメモ　*1　初回セッションの重要性

初回セッションがその後の治療を左右するといっても過言ではない．初回に患者の信頼が得られなければ治療が長引くか改善が認められない可能性が高い．

一般的にヒステリー性性格は他人への依存性が高く，自己顕示性も強い．初回セッションで患者が望む音声が少しでも出ると言語聴覚士への信頼度は高まる．その逆の場合，言語聴覚士への信頼度が低くなり訓練効果が上がらなくなる．したがって，言語聴覚士には自信に満ちた権威者的な態度と思いやり深い励まし，解剖生理学的にわかりやすい患者への説明，患者の言動や行動に対するきめ細やかな観察と対応が必要とされる．

サイドメモ　*2　チームアプローチの大切さ

複雑な背景をかかえた患者には早い時期から精神科医や臨床心理士による専門的な相談をする．言語聴覚士は自分の限界を知り，一人で抱え込まないようにすることも必要である．可能であれば，最初のうちは臨床心理士や精神科医と相談しながらすすめるのがよい．特に若いうちは患者のかかえた複雑な背景に飲み込まれることがあるので注意が必要である．早めに先輩言語聴覚士や専門家に相談することが望ましい．

サイドメモ　*3　自分との対峙

仮に有響音声の再獲得が可能となっても，患者が自己洞察を介して，失声の原因となった問題を解決しようとしない限り再発の可能性があることを言語聴覚士は覚悟しておくべきである．特に職場復帰，転職や離婚など複雑な背景をかかえた患者は，音声の再獲得が社会生活への再適応を促すことにつながるので治療に抵抗を示すことがある．つまり，患者は声が出るようになると職場や家庭に戻って，現実と向き合わねばならなくなる．

実践編

第6章

運動障害性構音障害(dysarthria：ディサースリア)の音声治療

CONTENTS

① 運動障害性構音障害（dysarthria：ディサースリア）の
  音声治療の効果 ………………………………… 156
② 発声の観点からの運動障害性構音障害
  （dysarthria：ディサースリア）の分類 ……………… 157
③ 声門閉鎖に関する訓練の原理と実際 ……………… 158
④ 声帯振動の安定性に対する訓練の原理と実際 ……… 159
⑤ LSVT（Lee Silverman Voice Treatment）……………… 160

この章の Point

- 運動障害性構音障害（dysarthria：ディサースリア）の音声治療は声門閉鎖と声帯振動の安定性の観点から考える．
- 運動障害性構音障害（dysarthria：ディサースリア）の音声治療は，LSVT（Lee Silverman Voice Treatment）以外は科学的根拠があまりない．

1 運動障害性構音障害（dysarthria：ディサースリア）の音声治療の効果

- 1983年にアメリカで設立された神経疾患によるコミュニケーション障害を専門とする言語聴覚士の学会（ANCDS：Academy of Neurologic Communication Disorders and Sciences）が2005年に運動障害性構音障害（dysarthria：ディサースリア）の呼吸と発声の訓練に関するガイドラインとその根拠となる先行研究の系統的レビューを発表した．
- 運動障害性構音障害（dysarthria：ディサースリア）に対する呼吸と発声の訓練に関する訓練効果については，2005年までに36の報告がなされている．全体の傾向として，各研究の対象となった母集団が小さく症例報告が多い．
- これらの研究の対象となった患者総数は延べ425名で，各研究あたり平均12名の報告といえる．患者の内訳は60％がパーキンソン病，14％が頭部外傷，11％が脳血管障害であった．60％のパーキンソン病患者は後述するLSVT（Lee Silverman Voice Treatment）の対象となっていた．つまりLSVTの訓練効果については，大きな母集団でのデータを蓄積していたといえる．

呼吸訓練

- 呼吸に関する訓練では，呼吸の際に抵抗をつけた呼吸訓練や声門閉鎖を促進するプッシング法，呼吸器の動き（胸郭と腹部にストレージゲージを巻く）をモニターする視覚的バイオフィードバック装置を利用した訓練が有効であったことが報告されている．また，呼気時に腹部を押さえる補装具を用いた訓練で効果があったことが報告されている．
- しかし，発声にどのように影響し，どのような効果があったかについては記載がはっきりしない．呼吸に関する訓練では，発声とは関係なく呼吸機能を高めるという意味では呼吸訓練の効果を示唆する報告はあるが，発声を改善するという意味での呼吸訓練は現在のところないようである．特に呼吸と発声の協調に関する訓練は報告がない．

発声訓練

- 発声に関しては，ほとんどの報告が症例報告であり，それらをもとにした専門家の理論的な解釈や意見が多く，科学的な根拠は示されていない．
- 発声に関する報告では，唯一LSVTのみ訓練効果が定量的に示されている．パーキンソン病患者の音声の問題に関してLSVTのみ効果が認められている．

2 発声の観点からの運動障害性構音障害（dysarthria：ディサースリア）の分類

- 言語病理学的な観点から，運動障害性構音障害（dysarthria：ディサースリア）は痙性，弛緩性，失調性，運動過多性，運動低下性，混合性，一側性上位運動ニューロン障害性の7タイプに分類されてきた．
- この分類は言語症状による鑑別という点では優れているが，音声治療の観点から考えるとこの7タイプをもとに音声治療手技を使い分けるまでには至っていないし，特に根拠となる研究もない．
- 治療効果についても症例報告のみで実証的な報告は今のところほとんどない．
- 2006年にSmith, MとRamig, Lは，音声治療の観点から，運動障害性構音障害（dysarthria：ディサースリア）を分類する方法を提案した．それによると声門閉鎖の状態と声帯振動の安定性という視点から分類している．声門閉鎖のタイプは3つに大別され，声帯振動の安定性は2つに分けられている．

声門閉鎖のタイプ：発声時の喉頭ファイバースコピーの所見から判断する．

　閉鎖不全型：発声時に声門が完全に閉じない．
（例）弛緩性運動障害性構音障害（dysarthria：ディサースリア），パーキンソン病，頭部外傷など．

　過内転型：発声時に声門が強く閉じすぎる．
（例）痙性運動障害性構音障害（dysarthria：ディサースリア），ハンチントン舞踏病など．

　外転型：発声時に声門が閉じるべきときに開いてしまう．
（例）外転型痙攣性発声障害．

安定性のタイプ：声帯振動の安定性は声帯振動の周波数と振幅の変動（揺らぎ）を反映しているので，音響分析で変動率を測定する．

　速い揺らぎ型：音響分析で不規則で比較的速い声の揺らぎが生じる．
（例）ほとんどの神経疾患．

　遅い揺らぎ型：音響分析で比較的規則的で遅い声の揺らぎが生じる．
（例）音声振戦症やパーキンソン病．

3 声門閉鎖に関する訓練の原理と実際

原 理

- ここでの声門閉鎖のタイプは，あくまで発声時の喉頭所見に基づいており，病名や7つのタイプの言語病理学的診断名と対応しない．
- 症状対処的音声治療の声帯の緊張を調節する訓練が基本となる．理論的には，閉鎖不全型には声帯の緊張を高める訓練を，過内転型には声帯の緊張を緩める訓練を施行する（実践編第3章を参照）．

声門閉鎖不全型に対する音声治療

- 症例報告ではプッシング法や頭位変換法の効果が示されている．しかし，易疲労性や審美的観点（コミュニケーションの際に顔をあらぬ方向に向けた状態で話をする）からすると，本当に般化しうるのか疑問は残る．
- 閉鎖不全型に対する声帯の緊張を高める訓練は，声門閉鎖不全の程度が軽度であれば適応があると考えられる．その際，易疲労性への配慮も必要である．

過内転型に対する音声治療

- 過内転型に対する訓練は，過内転の原因となる筋緊張の亢進が中枢神経系に由来する場合，局所的に喉頭だけで緊張を緩和させることが実際に可能なのか疑問は残る．また，仮に緊張緩和できたとしてもすぐには定着・学習されないのではないかと思われる．著者の臨床経験からいうと，なかなか般化しない印象がある．アメリカの著名な音声の専門家にきいても同じような印象をもっているようだ．
- さらに，脳血管障害後のいわゆる痙性タイプの運動障害性構音障害（dysarthria：ディサースリア）の発声時の喉頭所見を検討した研究では，見かけ上，声帯が過内転傾向を示しても，聴覚印象上は努力性の要素が少なく気息性の要素が認められることもあることを報告している．つまり痙性タイプの運動障害性構音障害（ディサースリア）だからといって，声門は過内転型で，聴覚印象は努力性であると一概に決めつけられないということである．喉頭所見，音声所見ともに個人差があるようである[14]．
- 症例報告では喉頭マッサージや気息性起声，ため息法が有効であったことが報告されている．しかし，これらの報告例は，般化のために集中的な訓練を繰り返しているか，声門閉鎖の過内転が軽度であるかのどちらかであろうと考えている．

外転型に対する音声治療

- 外転型には現在のところ有効な訓練法はない．石毛（2003）は外転型痙攣性発声障害の話声位を低下させることで症状が軽減したとする症例報告を行っているが，一例のみの報告なので今後の研究がまたれる．

4 声帯振動の安定性に対する訓練の原理と実際

原 理

- 声帯振動の不安定性は，主として神経学的要因と生体力学的要因と空気力学的要因に起因している．

  神経学的要因 喉頭の筋収縮に関与する神経の異常で起こる．筋収縮は，筋を構成する多数の筋線維がタイミングよく収縮することで成りたつ．たとえば，健常者でも手足に力をずっと入れておくと肉体的に限界に達するころには手足がふるえることがある．つまり筋肉の収縮は，多数の筋線維の統合的な収縮で成りたっているので，限界に達するとこの多数の筋線維の収縮に統合性がなくなりバラバラに収縮する．その結果，振戦などが起きると考えられている．

  生体力学的要因 声帯組織の左右が完全に対称ということはなく左右で微妙に異なっていることや，声帯内の毛細血管への血流の拍動性（声帯が拍動によって周期的に膨張と収縮を繰り返しているといわれている）の影響があることなどで，これらの要因のために声帯振動が不安定になるとされている．

  空気力学的要因 声帯を振動させる呼気は，いろいろな広さと固さをもつ気道を通過する際に呼気の乱流が起こることによって，声帯振動の不安定さにつながるということである．

- 運動障害性構音障害（dysarthria：ディサースリア）の声帯振動の不安定さは，特に神経学的要因に起因していることは明らかである．

音声治療

- 声帯振動の不安定さに対する訓練としては今のところ有効な方法はない．
- 先行研究では，声の高さを低くすることで音声振戦の振幅が小さくなったとする報告もあるが，その機序については不明である．
- 著者の臨床経験でも，音声振戦症の患者に大きい声を出させると振戦が軽減することを経験したことがある．低い声や強い声を出すことで単一の目的に向けて喉頭の筋収縮の統合性が再度高められる作用があるのかもしれない．いずれにせよ声の高さや強さを変えることで，振戦を引き起こす神経学的メカニズムに何らかの影響を与えるようである．しかし，声の高さや強さを変えた声が日常的に受け入れられるかどうかは問題が残る．

5 LSVT（Lee Silverman Voice Treatment）

LSVTは，本来は所定の認定講習会（1日半）を受講し試験を受けて合格した言語聴覚士のみLSVTを臨床で用いてよいことになっている．つまり名称独占である．したがって著作権に十分気をつける（勝手にLSVTを用いた投稿や学会発表をすると訴えられる可能性がある）．

LSVT（Lee Silverman Voice Treatment）の背景

- 従来の呼吸→発声→共鳴（構音）という生理学的な階層性に基づいた運動障害性構音障害（dysarthria：ディサースリア）の言語訓練では，訓練効果に限界があるといわれてきた．特に構音や発話速度の調節のみに焦点をあてた訓練だけでは般化がむずかしいとされてきた．
- 医学的な治療（薬物や手術）も運動障害性構音障害（dysarthria：ディサースリア）の発話の改善にはほとんど寄与しないともいわれてきた．
- 1987年にRamig, Lらは，運動障害性構音障害（dysarthria：ディサースリア）患者（特にパーキンソン病患者）の発話明瞭度を下げている原因は音声にあること，集中的な訓練が治療効果を上げるとした先行研究をもとにLee Silverman Voice Treatmentを開発した．Lee Silvermanとは，最初にこのプログラムで訓練を受けたパーキンソン病患者の名前である．

LVSTの原理

- 音声のみに焦点をあてた理由は，以下の通りである．
  - 発話産生の最も下位のレベルであること（声が出ないと発話はできない）．
  - 発話明瞭度など発話の諸側面に影響すること．
  - 発声に関与する脳神経は迷走神経のみであること（発話となると，この他に舌や口唇，軟口蓋など一度にたくさんの運動神経をタイミングよく使う必要がある）．
  - 発声という単一課題なので知的な影響が少なく，比較的誰にでも実施可能であること．
- LSVTは言語聴覚士にとって常識をくつがえす考え方ともいえる．つまり運動障害性構音障害（dysarthria：ディサースリア）とは構音の障害であるにも関わらず，あえて伝統的な構音訓練をしない．また，神経学的に固縮や無動や寡動の認められるパーキンソン病患者にあえて集中的に発声努力を求める訓練をすることは，従来の運動障害性構音障害（dysarthria：ディサースリア）の言語訓練からすると想像できない発想であった．まさにパラダイムシフトであったと思われる（図1）．

LVSTの治療効果

- 当初の適応患者はパーキンソン病患者のみであったが，近年では，頭部外傷，多発性硬化症，パーキンソン症候群，小脳失調症，老年性嗄声，小児の脳性麻痺，ダウン症候群にも適応を拡げている．しかしながら症例数も少なく，また個人差も大きく，パーキンソン病患者ほどの改善は

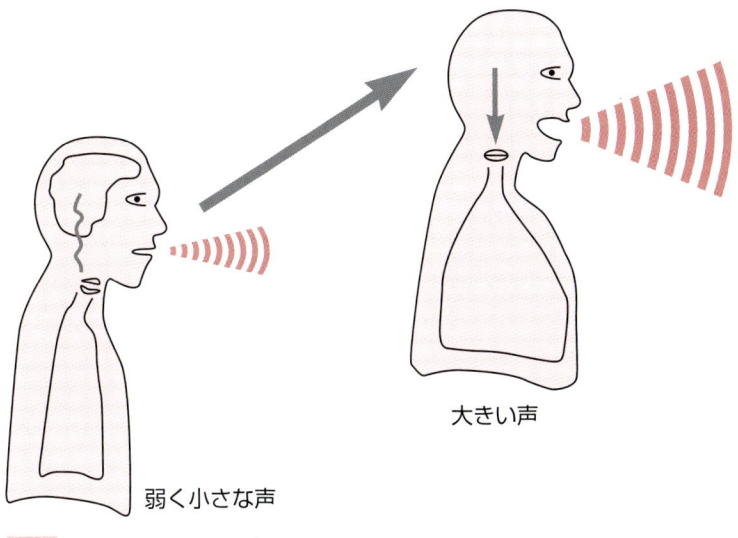

図1 LSVTの発声モデル
左はパーキンソン病患者の発声様式で弱々しく小さな声で発声している．大きな声を出すことによって，右のように吸気量は増え，声門閉鎖も強くなり，発話のための構音器官も大きな動きをする．さらにそのために脳からの運動指令も強くなる（文献8より改変）

認められていないようである．
- パーキンソン病患者についてのLSVTの治療効果を検討した報告では，発声機能（話声位での声の強さ，声域，声門下圧など）の改善，筋電図による甲状披裂筋の活動レベルの改善，聴覚印象および発話明瞭度の改善などが有意に認められている．
- さらに驚くことに，治療終了してから半年，1年，2年を経過してもこうした治療効果が継続する患者がいることがわかっている．
- 最近の研究では，音声のみの訓練をしたにも関わらず，口唇や舌の運動機能までも向上し，嚥下の口腔期での改善が示されている．
- PETによる脳機能の研究では，治療前後で淡蒼球周辺部の血流量の変化が認められ，発声行動によって改善したと結論づけている．パーキンソン病の病理学的変化は大脳基底核（特に黒質，青斑核）の変性であり，訓練により基底核が賦活しているならば治療効果は高いと考えてよいだろう．

LSVTプログラムの5つの基本原理

(1) 音声中心（voice focus）
- think loud/think shout（大声を出すつもり/叫ぶつもり）のキャッチコピーに代表されるように，一切の複雑な指示はなく，つねに患者は大声で話すことのみに集中する．
- 実際に大声であいさつをしようとすると，それだけで自動的に吸気量を

増やし口型も舌の位置も変えてしまう．さらには声門閉鎖も強める．
- 単純に大声を出すという発声行動に伴い，他の発語器官の自動的な運動が付随すること，発話速度も自動的に遅くなり発話明瞭度も高くなることが実感できる．

⑵ 意識的な努力（high effort）
- パーキンソン病患者にとって，固縮や無動による呼吸・喉頭筋の可動範囲の制限は，ますます声を出しにくいものとしている．そこであえて意識的に大声を出すことで可動範囲を拡げようとする意図がある．
- 意識的に大きな声を使うことで，自分の声がいかに小さいか，声を出すのにいかに力が足りないか自覚できる．

⑶ 集中的訓練（intensive treatment）
- 週4日（1セッション50〜60分）×4週間＝16セッション／月が原則である．
- 運動学習理論では，訓練の頻度の多さと訓練課題の多様性が般化と定着につながるとされており，徹底して大きな声を出すことが定着するように構造化されている．また，般化のために訓練室で行った練習が家庭ですぐに使えるようプログラム化されている．

⑷ 自己校正（callibration）
- 自分の声がどれだけ小さく，いわゆる普通の大きさの声にするにはどれだけの発声努力が必要かを自覚させる（図2）．

⑸ 定量化（quantification）
- 毎回のセッションの結果を数値化し，グラフ化することで患者の動機づけをはかる．同時に他職種や家族などに客観的な治療効果を示すことができる．

LSVT（Lee Silverman Voice Treatment）の実際

全体的な注意点
- 患者にはつねに大きい声を要求するが，大きい声だからといって努力性・粗糙性嗄声にならないように十分気をつける．
- パーキンソン病患者の場合，仮面様顔貌やうつ，知的低下のためにセッション中の反応が乏しく感じられることがあるが，決してセッションがつまらないわけではない．言語聴覚士は患者がさらに頑張れるようにしっかり動機づけをしながらすすめなくてはならない．つまり，患者以上の意識的努力が言語聴覚士にも求められる．
- 患者へのモデル提示も think loud/think shout で行う．

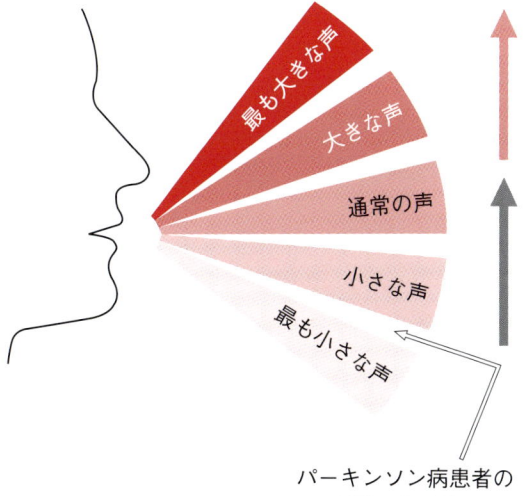

図2 自己校正の考え方
パーキンソン病患者の実際の声の強さは図中の⇒レベルである．しかし，実際の患者の感覚は通常の声を出しているつもりである．つまり，患者が訓練で求められる実際の声の強さ（黒矢印）と患者の発声している感覚（赤矢印）には隔たりがある．自己校正とは実際の声の強さと発声の感覚を合わせることである（文献7より改変）

- 臨床にあたって，音声の強さを測定する騒音計，声の高さを測る鍵盤楽器や電子ピッチメータなどが必要である．
- 騒音計はC特性で，患者の口唇から30 cmの距離でつねに測定する．
- 測定をする部屋の暗騒音レベルは55 dB以下である．

毎日の練習

1）母音の持続発声

目的：声門閉鎖の促進と呼吸と発声の協調促進

手続き：

① 「できるだけ大きな声でできるだけ長くアーと発声してください」という指示で，10～12回繰り返す．必要に応じてさらに10回以下の繰り返しを加えることもある．
② 毎回，発声持続時間と発声中の声の強さの推移を記録しておく．
③ 声が出しにくいときはプッシング動作を併用することもある．
④ ここでの指示は，患者にあくまで声の大きさに意識的努力を払うように声の大きさを強調する．
⑤ 発声中に患者の姿勢や口型などにも注意を払う．
⑥ 言語聴覚士は患者の声質にも十分気をつけながら，粗糙性や努力

性嗄声にならないよう，また声が高過ぎないように（人によっては大きい声を出すと声を同時に高くすることがある）適宜指示すること．
⑦ 仮に初日から患者の発声持続時間が15秒を超えたとしても，ここでの目的は患者の意識的努力を高めることにあるので，さらに大きく長く出すように指示する．
⑧ 患者が感覚的につねに100％努力して発声している感覚をもてるように指示する．

2）声域拡大

目的：輪状甲状筋の可動範囲の拡大

手続き：
① 話声位から声を徐々に上げて最も高いところで2〜3秒間その高さで持続発声するよう指示する．これを10回繰り返す．必要に応じてさらに10回以内であれば増やしてもよい．
② 発声するのは母音の／a／「ア」を使うが，患者によって／i／「イ」の方が楽なこともある（特に高音域）ので適宜使い分ける．
③ 話声位から声を徐々に下げて最も低いところで2〜3秒間その高さで持続発声するよう指示する．これを10回繰り返す．必要に応じてさらに10回以内であれば増やしてもよい．
④ 毎回声の高さを測定し記録する．
⑤ ここでも声の大きさをできるだけ大きく維持するように指示はするが，目的は輪状甲状筋の可動範囲の拡大なので，声の高さに着目し，できるだけ「高く」「低く」するようにする．
⑥ 声の高さに応じて頭の位置が動かないように気をつける．
⑦ 大きな声で声を低くするときにのどづめにならないように留意する．

3）常套句のドリル

目的：日常語への般化練習

手続き：
① 実際に患者が日常生活のなかで必ず毎日使う文章やフレーズを10語考えさせる．長さは特に気にしないが患者の状態に合わせる．それを紙に書いておく．
　（例）おはよう．眠い．いただきます．今晩のメニューは何？
　　　　おかわりちょうだい．なにか食べるものない？
② 用意した常套句は患者によって異なる．
③ それぞれの常套句について3〜5回大きな声で繰り返す．
④ 毎回声の大きさを測定し記録する．
⑤ 訓練室だけでなく，家庭でも使うことばを練習することによって，家庭でも自然と般化がすすむようにする．

● 1）〜3）の練習では，患者はつねに少なくとも発声に90％以上の努力

- をしている感覚を体得する必要がある．
- 1）〜3）までの練習でだいたい30分程度かかるはずである．慣れてくると少し速くはなるが，発声持続時間も延長するはずなので結果的にやはり30分程度と考えておく．
- セッションの残り時間を次に述べる階層性発話練習にかける．

4）階層性発話練習

目的：般化のための音読練習
手続き：

① 30分程度の時間で80〜120フレーズを目安に音読練習を行う．
② 音読材料は，患者の状態によるが，第1週目が単語・句，第2週目が短文，第3週目がパラグラフ，第4週目が会話と徐々に課題の難易度を上げていく．
③ 3）常套句のドリルによく似ているが，徐々に文章が長くなり，日常会話へ段階的な移行を意図している．
④ 音読用の文章を書いた紙を患者の顔の前に用意し，顔を下げずに大きな声が出せるようにする．
⑤ ここでも声の大きさに意識的な努力を払うよう指示する．

般化のための注意点

- 患者につねになぜこういう練習をするのか，あるいはどのようにして練習するのか説明をすることが重要である．何もわからず指示通りにやるよりは，自覚的な目的をもってやる方が高い学習効果を期待できる．
- 練習中はできるだけビデオ録画や音声録音をしておく．あとで患者といっしょに視聴しながら，声の大きさや発声努力について確認をすることが患者の自己校正につながる．また，毎週の様子を比べることで患者や家族が改善の過程をしっかり理解できるし，さらなる動機づけにもなる．
- 般化を促進するために，訓練室以外に家庭での自宅練習が義務づけられている．訓練がある場合は1日5〜10分程度，訓練のない場合は1日10〜15分程度で2回とする．
- 練習内容は，母音の持続発声6回，声域拡大高低それぞれ6回，常套句ドリル10語をそれぞれ1回，階層性発話練習から患者の練習段階の文章の音読練習1回となっている．
- さらに自宅練習の一環として，初回セッションの終わりから，たとえば病院の受付で挨拶をして帰る，家族に毎朝挨拶をする，電話をしてみる，留守電にメッセージを残すなど毎日なんらかの実際のコミュニケーション課題が一つ与えられる．
- 今までの音声治療にはない，しつこいくらいの繰り返しと強度の高い訓練であるといえる．それだけに言語聴覚士の果たす役割が重要となる．

Coffee Break

運動障害性構音障害という呼称について

　構音を「ことばの音をつくる動作（英語の articulation に相当）」と定義して，臨床的に発声（phonation）とは別のものとする考え方もあります．19世紀にドイツの Kussmaul は，構音障害を，
1) 構音器官の形態異常によるもの（dysglossia），
2) 構音運動を制御する神経・筋系の異常によるもの（dysarthria），
3) 構音器官の形態にも制御系にも異常がなく，誤った使い方（悪い癖）によるもの（dyslalia），

の3種に分類しました．

　1975年アメリカの Darley らは構音運動のプログラミングの異常（apraxia of speech）と，神経系の異常による構音の異常（dysarthria）を一括して"motor speech disorders"としました．この場合，彼らは構音という動作のなかに発声を含めています．本書では，言語聴覚士国家試験出題基準に則して運動障害性構音障害という呼称を用い，Darley らの dysarthria に準じて声の異常を含めて考える立場をとっています．また，わが国では dysarthria を仮名読みのままディサースリアとする例もあるので，これらをカッコ内に併記しています．用語の問題はなかなか決着がつけにくいのですが，どのような立場で記述をすすめていくかを明確にすることが必要と考えています．

実践編

第7章

無喉頭音声の訓練

CONTENTS

1. 無喉頭音声の訓練 …………………………………… 168
2. 初回面接・音声の選択 …………………………… 170
3. 訓　練 …………………………………………………… 172

この章のPoint

- 無喉頭音声のリハビリテーションに関して，情報提供，音声の選択，訓練の全てにおいて，言語聴覚士の関与が欠かせない．
- 言語聴覚士による情報収集と情報提供は，手術前から行われることが望ましい．
- 無喉頭音声の選択は，各喉頭摘出者の条件を考慮して，柔軟に行われるべきである．

1 無喉頭音声の訓練

喉頭全摘出後の場合,「失声」ではなく「音声喪失」ということに注意する.

- 喉頭や下咽頭の悪性腫瘍,ときには高度の嚥下障害等の治療のために喉頭全摘出術を行う.
- 喉頭全摘出術を受けると,気道と食道が分離され,永久気管孔を介して呼吸し,音声喪失の状態になる(図1).
- 永久気管孔を介して呼吸するため,音声喪失に加えてさまざまな変化が起こる(表1).
- 無喉頭音声とは,喉頭原音以外の新たな音源を用いた音声である.機器を用いる無喉頭音声を,人工喉頭を用いた発声(以下,人工喉頭発声)といい,笛式人工喉頭と電気式人工喉頭(以下電気喉頭)がある.機器を用いない発声には,食道発声とシャント発声(気管食道瘻発声・気管咽頭瘻発声)があり,新声門と呼ばれる食道入口部が音源になる(図2).無喉頭音声の特徴を示す(表2).
- 国内の無喉頭音声リハビリテーションは喉頭摘出者団体の相互扶助により支えられてきた歴史がある.言語聴覚士や医療チームのメンバーは日本喉頭摘出者団体連合会に所属している団体と緊密な連携をもつことが重要である.
- 拡大手術が増えている現状や,多くの喉頭摘出(喉摘)者にリハビリテーションの機会や術後早期からのリハビリテーションの開始を保障する観点から,医療機関における言語聴覚士によるリハビリテーションが欠かせない.
- 医療機関における無喉頭音声のリハビリテーションの流れを示す(図3).

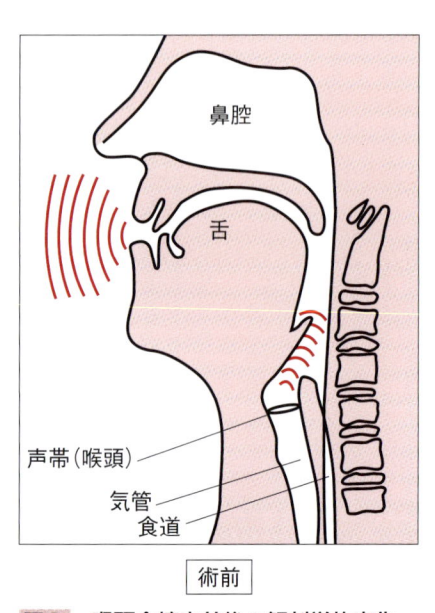

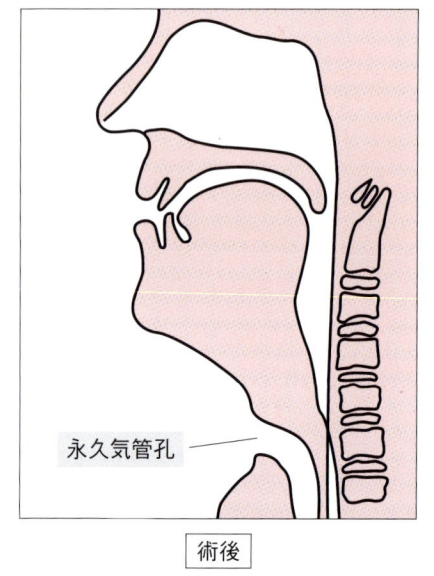

図1 喉頭全摘出前後の解剖学的変化

表1　喉頭全摘出による身体面・精神面・生活面の変化

- 音声喪失
- 匂い・臭いが分からない ⇒ 食欲低下
- 鼻がかめない
- 吸えない・吹けない
- 息めない
- 湯船に肩までつかれない
- 身体イメージの変化

（人によっては）
- 飲食物の食道通過障害
- 放射線治療・頸部郭清術等の影響
  　口腔内の乾燥，肩の痛み等
- 家庭や職場での人間関係の変化
- 身体面の変化，環境の変化によるうつ状態等

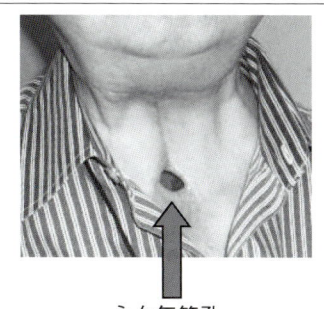

永久気管孔
ガーゼやプロテクターなどで覆っておく

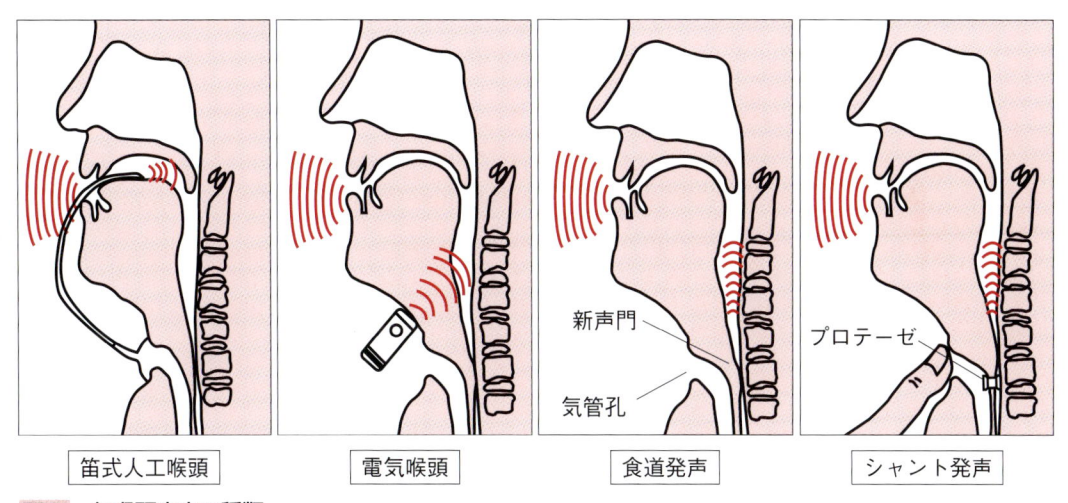

図2　無喉頭音声の種類

笛式人工喉頭　／　電気喉頭　／　食道発声（新声門，気管孔）　／　シャント発声（プロテーゼ）

表2　各種の無喉頭音声の特徴

	笛式人工喉頭	電気喉頭	食道発声	シャント発声
音源部位	振動膜	振動板	新声門	新声門
駆動エネルギー	呼気流	電気エネルギー	食道からの気流	呼気流
構音器官への伝達経路	チューブから口腔へ	頸部皮膚から咽頭へ	新声門から咽頭へ	新声門から咽頭へ
音質	かなり自然	機械的	個人差あり	個人差あり
音量	十分	十分	小さい	食道音声より大きい
抑揚	ある程度つく	多くは平板	個人差あり	個人差あり
発声持続	十分	十分	短い	十分
習得期間	短い	短い	長い	短い
手指の使用	必要	必要	多くは不要	多くは必要
外観	目立つ	目立つ	自然	比較的自然
その他	清潔を保つ必要あり	充電要	習得不可例あり	清潔を保つ必要あり

図3　無喉頭音声リハビリテーションの経過

医師から言語聴覚士へ依頼
↓
初回面接
情報収集と情報提供
↓
無喉頭音声の種類の選択
↓
集中的訓練
（入院中は頻回，外来通院の場合最低1回／週）
↓
経過観察

第7章　無喉頭音声の訓練

2 初回面接・音声の選択

初回面接

- 言語聴覚士の初回面接は術前が望ましい．術前に面接することで，術直後の音声を用いないコミュニケーションについても指導できる．また術前は患者が話せるので，術後の筆談よりも短い時間で十分な情報を得やすい．
- 患者と言語聴覚士が早期に信頼関係を形成し，言語聴覚士がリハビリテーションについての適切な情報を提供することはリハビリテーションへの理解を促進し，リハビリテーションの開始をスムーズにする．
- 患者本来の話し方（発話速度，構音，声の大きさなど）の特徴を知っておくことにより，音声訓練時に細かい配慮ができる．
- 情報収集と情報提供の内容を示す（表3，表4）．

無喉頭音声の選択

- 無喉頭音声を選択する際に考慮する点を示した（表5）．
- 各種無喉頭音声の特徴を患者に説明し，モデルを示したり，デモンストレーションテープをみせたりする．
- 各患者に適した音声を2種類以上選択することが望ましい．たとえば食道発声やシャント発声でじょうずに話す喉摘者が，騒音下や体調不良時に電気喉頭を用いることも多い．
- 一般的には，全身状態が安定しないときは，シャント発声や食道発声ではなく，人工喉頭を選択することが多い．
- 訓練期間が1ヵ月以内と短い場合は，少なくとも人工喉頭をマスターさせる．
- コミュニケーション意欲や訓練に対するモティベーションが低い場合は，シャント発声や食道発声の適応にならない．
- 気管孔のサイズや形状に問題がある場合は，シャント発声や笛式人工喉頭は適応にならない．また食道入口部に狭窄や痙攣がある場合は，シャント発声や食道発声の適応にならない．

表3　情報収集（術前）

医学的情報（カルテ・担当医より）
現病歴，既往歴，全身状態
リハビリテーションに影響する身体・精神機能
構音器官の形態／運動 歯牙・義歯の有無と適合状態 聴力 高次脳機能 上肢の運動障害や手指の巧緻運動障害の有無
社会的背景とコミュニケーション状況
職業・職場復帰予定の有無と時期 社会的活動／趣味等 家族構成／聴覚障害者の有無等 術前の話量（職場／家庭）や発話習慣（声の大きさ，発話速度，構音の明瞭さなど） パーソナリティ 発話の必要緊急性
無喉頭音声について
無喉頭音声についての知識の有無・情報提供者・時期・内容 情報を得たときの患者・家族の印象 無喉頭音声習得についての意欲 訓練可能な期間
その他

表4　情報提供

無喉頭音声について
各種無喉頭音声の種類と特徴 リハビリテーションについて
補助具等について
人工喉頭，プロテクター等
救急時の対策
緊急カードの携帯等：気管孔を介して人工呼吸を行う必要があることを明記したカードをもつことを勧める
福祉のサポートについて
身体障害者手帳申請（3級）→障害年金支給 日常生活用具の申請等：電気式人工喉頭，ファクス，ガス漏れ警報機等 　　　　　　　　　　　（所得に応じて負担あり）
喉頭摘出者団体について

表5　種々の条件による各種無喉頭音声の適応

問題のある項目	人工喉頭		食道発声	シャント発声
	笛式	電気式		
全身状態が不安定	×	○	×	×
訓練意欲・コミュニケーション意欲が低い	×	△	×	×
訓練可能な期間が短い	○	○	×	○
構音障害あり	×	△	△	△
歯牙の欠損や義歯の不適合	×	△	×	△
頸部の状態（腫脹，圧迫による痛みなど）	○	△	○	○
気管孔の状態	×	○	○	×
食道入口部の狭窄や痙攣等	○	○	×	×
高次脳機能障害あり	△	△	△	△
上肢の運動障害や手指の巧緻運動障害	×	×	○	×

○；適応あり　△；ケースバイケース　×；適応なし
一般的な考え方なので，各喉頭摘出者の条件を詳細に検討すること．

3 訓 練

笛式人工喉頭を用いた発声の訓練

- 言語聴覚士が笛式人工喉頭の一方の端についたカップで気管孔をしっかり覆い，息を吐かせ，呼気で音が出ることを示す．吸気の際はカップをわずかに浮かせる．
- 患者自身に気管孔を塞がせ，発声させる．
- 発声と吸気を繰り返せるようになったら，呼気を強く出すことでピッチを上げられることを示す．
- 笛式人工喉頭のカップと反対側のチューブを口角から入れる．
- チューブを安定してくわえられたら，まず母音，続いて単語を発話させる．

電気喉頭を用いた発声の訓練

- 言語聴覚士のデモンストレーションと，各機種の機能の説明*をきいたうえで，喉摘者が電気喉頭の機種を選択する．
- 音声の強さ・高さを設定し，操作方法を確認する．小さめに設定する方がよい．
- 機種を選択した後，以下の順に訓練を行う．電気喉頭の当て場所と当て方 ⇨ スイッチのオン・オフと発話のタイミング ⇨ 気管孔雑音の除去 ⇨ 話し方の訓練 ⇨ 構音訓練

* 言語聴覚士が電気喉頭を用いてデモンストレーションを行う際には，息こらえを行い，声門を閉じた状態で子音を強調して発話すると明瞭なモデルを提示できる．
　口内型アダプターの有無，基本周波数の連続変化機能の有無などに加え，音質やスイッチなど喉摘者の好みも配慮し，各電気喉頭を喉摘者が比較して選択することが望ましい．

a 当て場所と当て方

- 電気喉頭を当てるのに適切な顎下部の場所を探し，最初は言語聴覚士が押し当て，喉摘者に「ば，ば，ば」「こんばんは」などをいわせる．正しい場所がみつかったら，喉摘者自身で押し当てる．
- 電気喉頭の振動面をぴったり押し当てることがポイントである．少しでも浮くと，ビーッという機械音がうるさい．
- 頸部に腫脹などがあるときは，電気喉頭を頬に当てる．あるいは付属の口内チューブを用いて振動音を口腔内に導く方法を用いる（図4）．

b スイッチのオン・オフと話し方

- 発話開始と同時にスイッチを入れ，終了と同時に切る．
- 「こんにちは」などの単語を繰り返してオン・オフのタイミングをつかむ．
- 次に短い文を，息継ぎのタイミングで切りながら話す．
  　例）今日は天気がいいので／散歩に行きましょうか．
- 発話速度が速すぎないように注意する．

c 気管孔雑音の除去

- 術前術後の解剖学的変化を示した図などを示しながら（図1），気管孔を介して呼吸をしており，発声に呼気を用いないことを繰り返し説明する．

- 強く息を吐くと気管孔から雑音が出ることを説明する．気管孔の前に手をかざさせ，楽に息を吐いたときと強く息を吐いたときの手のひらに当たる気流の違いや，音の違いをフィードバックする．
- 楽な呼吸で，短い単語などを繰り返し，次第に長くしても気管孔雑音が出ないことを確認する．

d 構音訓練

- 電気喉頭を用いた発音では無声子音が有声化したり，子音が弱音化することが多い．無声子音を強調して構音することで明瞭度が改善する．構音の訓練はa〜cをマスターした後で行う．

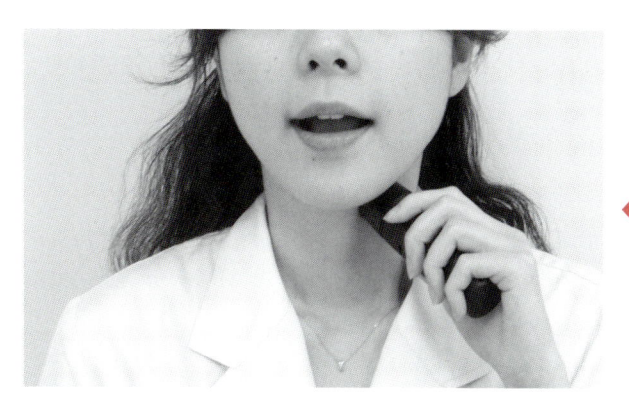

← 一般的には顎下部

腫脹などのために口腔内に音がうまく伝播しない場合

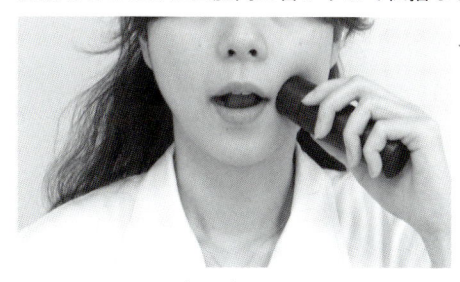

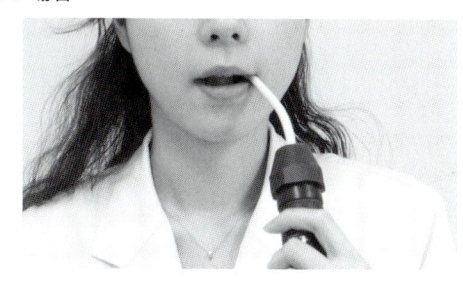

頬に当てる　　　　　　　口内型チューブ使用

図4 電気式人工喉頭の当て場所

サイドメモ　電気喉頭のピッチコントロール

電気喉頭の短所の一つといわれる聴覚印象の不自然さを少しでも軽減するために，下降ピッチパタンが組み込まれている機種がある．また，随意的にピッチを調節できる機種が開発されつつある．このような機種を用いる場合は，平板なピッチパタンである程度明瞭に会話ができるようになってから，アクセントやイントネーションの訓練を行う．

食道発声の訓練

a 空気摂取

- 主な空気摂取法として吸引法・注入法がある．吸引法は吸気時に食道内圧が大気圧よりも下がり，その際に食道入口部をリラックスさせることで，口腔内の空気を食道内に引き込む方法である．注入法は口腔内の圧を高めて食道内に空気を押し込む方法である．舌尖を上歯茎部につけ，そこを支点にしてピストンのように一気に舌を動かして空気を押し込む．口唇を閉鎖して口腔内を狭めることで，空気を押し込む方法もある．
- 補助的な方法として子音注入法がある．破裂音，破擦音，摩擦音の構音動作を強調することで口腔内圧が高まり空気が食道内に押し込まれる．
- 嚥下法は嚥下動作とともに文字通り空気を飲み込む方法であり，以下の理由で望ましくない．
  - 嚥下はきっかけがないと随意的に行いにくい．
  - 発話時に嚥下動作をすばやく繰り返すことはむずかしい．
  - 嚥下法で空気を飲み込むと空気が胃まで落ち，発話時に随意的に逆流させるのがむずかしい．
- 空気摂取の訓練は，最初はゆっくりでも確実に，十分な量を摂取するように行い，次第にすばやく自然な動作で摂取できるようにする．

b 発　声

- 空気を摂取したらすぐに下腹部に力を入れ，/a/ と発声する．力みすぎず，逆に力を抜きすぎず，適度な発声努力をする．
- 発声時に振動部位を手でさわるなどして，食道入口部が振動していることを確認する．
- 訓練で，確実に，やわらかい発声を持続できるようにする．
- 持続発声は長くて3秒程度である．
- a，bの訓練時に以下の癖をつけないように配慮する．
  - 複数回の摂取，渋面：注入法による空気摂取時に何度も注入動作を行ったり顔をしかめたりするとみた目が不自然である．
  - 摂取時の雑音：空気摂取時に食道入口部の雑音が大きいと耳ざわりである．
  - 咽頭発声：舌根部と咽頭後壁との間を狭めて振動させる方法で，食道音声に比べると明瞭度が低い．空気摂取量が少ないと咽頭発声になりやすい．聴覚的なフィードバックに加え，頸部を手でさわることで食道発声時よりも高い位置で振動していることが確認できる．
  - 口腔囁語：空気摂取しないで話すと子音だけがきこえてくるような発話になり，明瞭度が非常に低い．
  - 気管孔雑音（p.172 参照）

c 単語から文，会話へ

- 原音の発声が確実になったら，母音の組み合わせや子音を含む単語などを発話しても発声が途切れないようにする．
- 一回の空気摂取で発話可能な音節数を増やす．
- 破裂音，破擦音，摩擦音を含めない音の組み合わせの場合，注入・吸引法により摂取した空気を効率よく使用できるように訓練する．
  （例）「青」「青い」「青山」「青い山」
- 破裂音，破擦音，摩擦音を含めた音の組み合わせの場合，子音注入法を利用して効率よく発話時に発声を持続できるように訓練する．
  （例）「あった」「あったかい」「あったかかった」「お茶」「お茶を頂戴」
- 単語から2文節文，3文節文と文を長くし，文章，会話へと訓練する．

d 構音訓練

- 会話時に発声が安定しており，さらに明瞭な発話を望む場合は，必要に応じて構音訓練を行う．
- 無声子音を適度に強調させる．
- 声門摩擦音 /h/ を奥舌と軟口蓋の摩擦音で代償させる．

シャント発声の訓練

- シャント発声の訓練における言語聴覚士の役割は，適応（表6）に関する医師への情報提供，プロテーゼを用いる場合，その説明とメンテナンス法の指導，発声の評価と訓練である．
- 訓練は以下の手順で行う．
  1）/a/ の口型で深い吸気と呼気を指示．
  2）呼気相で言語聴覚士が気管孔を塞ぎ，/a/ の発声が可能か確認し，数回繰り返す．
  3）患者が非利き手で気管孔を塞ぎ，/a/ の発声をうながす．
  4）数唱，系列語，挨拶語などを復唱させる．
  5）ゆっくり会話を行う．
- 発声が困難な場合は以下の点を確認する．
  1）気管孔から空気が漏れていないか．
  2）気管孔を強く塞ぎすぎていないか．
  3）発声時に力が入りすぎていないか．
  4）プロテーゼのサイズが適切か．

適度な気管孔のサイズがある
咽頭食道痙攣がない
心理的に安定している
呼吸機能に問題がない
コミュニケーション意欲が高い
シャント発声に通じた言語聴覚士の指導を受けられる
プロテーゼ等の衛生管理ができる／管理する人がいる
シャント発声の長所と短所を理解している

表6 シャント発声の適応

文 献

<u>入門</u>編

第1章

1) 切替一郎，野村恭也（編著）：新耳鼻咽喉科学．南山堂，2006
2) 齊藤成司：音声外科―発声機構の基礎的研究および喉頭内腔への臨床的アプローチ．耳鼻と臨床，23：171-384，1977
3) 日本音声言語医学会（編）：第2版 声の検査法．医歯薬出版，2007
4) 平野 実：音声外科の基礎と臨床．耳鼻と臨床，21：239-442，1975
5) 平野 実，他：声帯の層構造と振動．音声言語医学，22：224-229，1981
6) 廣瀬 肇：音声障害の臨床．インテルナ出版，1998
7) 廣瀬 肇（訳）：新ことばの科学入門（Borden, GJ, et al：Speech science primer．第4版）．医学書院，2005

第2章

1) Boehme, G und Hecker, G：Gerontorogische untersuchung ueber stimmumfang und sprechstimmlage. Folia Phoniat, 22：176-184, 1972
2) Boehme, G：Sprach-, sprech-, stimm- und schluckstoerungen band 1：klinik 4. auflage. Urban & Fischer Verlag, 2003
3) Colton, RH, Casper, JK, Leonard, R：Understanding voice problems, a phisiological perspective for diagnosis and treatment. third edition, Lippincott Williams & Wilkins, 2006
4) Hammer, SS, Thiel, MM, Ewerbeck, C：Stimmtherapie mit erwachsenen, was stimmtherapeuten wissen sollten, 3. auflage. springer medizin verlag, 2007
5) Jacobson, BH, Johnson, A, Grywalski, C et al：The voice handicap index（VHI）：Development and validation. Am J Speech-Lang Pathol, 6：66-70, 1997
6) Kent, RD, Vorperian, HK, Duffy, JR：Reliability of the multi-dimensional voice program for the analysis of voice samples of subjects with dysarthria. American Journal of Speech-Language Pathology. 8：123-136, 1999
7) Koufmann, JA and Blalock, PD：Functional voice disorders. Otolaryngol Clin North Am, 24：1059-1073, 1991
8) Morrison, MD and Rammage, La：Muscle misuse voice disorders description and classification. Acta Otolaryngol, 113：428-434, 1993
9) Nawka, T, Gonnermann, U：Stimmstoerungsindex（SSI-）. Akutuell-phoniatrrisch-paedaudiologishe Aspekte, 2003/2004：375-379, 2003
10) Nawka, T, Wiesmann, U und Gonnnermann, U：Validierung des voice handicap index（VHI）in der deutchen fassung. HNO, 51：921-930, 2003
11) Rosen, CA et al：Development and validation of the voice handicap index-10. Laryngoscope, 114（9）：1549-1556, 2004
12) Stemple, JC：Voice therapy, clinical studies. second edition, Thomson Learning, 2000
13) Stemple, JC, Glaze, LE, Gerdemann, KB：Clinical voice pathology, theory and management, third edition, Thomson Learning, 2000
14) Wirth, G：Simmstoerungen, leherbuch fuer aerzte, logopaeden, sprachheilpaedagogen und sprecherzieher, 4. ueberarbeitete Auflage. Deutscher Aerzte-Verlag, 1995
15) 荒井隆行，菅原 勉（監訳）：音声の音響分析（レイ・D・ケント，チャールズ・リード）．海文堂出版，1996
16) 今泉 敏：病的音声の声質．日音響会誌，51：887-892，1995
17) 今泉 敏：言語聴覚士のための音響学．医歯薬出版，2007
18) 小川 真，他：発声時喉頭所見を基にした機能性発声障害の診断と音声治療の効果．音声言語医学，48：315-321，2007
19) 粕谷英樹：音響分析よるに音声評価．音声言語医学，29：194-199，1988
20) 粕谷英樹：声の音響的評価．音声言語医学，31：331-334，1990
21) 苅安 誠（編著）：言語聴覚療法シリーズ14 音声障害．建帛社，2001
22) 澤島政行，他：発声時の呼気流率，声の高さおよび強さの同時測定装置．医器械学，52：342-345，1982
23) 澤島政行，他：気流阻止法を利用した発声時の空気力学的検査法．音声言語医学，28：257-264，1987
24) 田口亜紀，兵頭政光，三瀬和代，城本 修：Voice handicap index日本語版による音声障害の自覚度評価．音声言語医学，47：372-378，2006
25) 新美成二（監訳），田山二朗，今泉 敏，山口宏也（訳）：音声生成の科学（Ingo, RT）．医歯薬出版，2003
26) 新美成二，八木聰明（監訳）：GERD（胃食道逆流症）による喉頭炎とその周辺（Sataloff, RT et al）．インテルナ出版，2004
27) 西尾正輝，新美成二：Multi-dimensional voice programを用いた音声の解析．総合リハ，30（10）：

927-933, 2002
28) 日本音声言語医学会（編）：声の検査法：基礎編（第2版），1994
29) 日本音声言語医学会（編）：声の検査法：臨床編（第2版），1994
30) 馬場 均：機能性発声障害の診断における内視鏡的評価のポイント．音声言語医学，48：347-351，2007
31) 廣瀬 肇：声の老化．JOHNS，5：1739-1744，1989
32) 廣瀬 肇，藤生雅子（訳）：音声障害と音声治療（Boone, DR. and Mcfarlane, SC.）．医歯薬出版，1992
33) 廣瀬 肇：声変わりとその障害．JOHNS，11：189-192，1995
34) 廣瀬 肇（訳）：新ことばの科学入門（Borden, GJ et al：Speech Science Preimer.）．医学書院，2005
35) 廣瀬 肇：音声障害の臨床．インテルナ出版，1998．
36) 山口宏也，他：発声機能検査の臨床的有用性．喉頭，6：86-90，1994
37) 山口宏也，他：発声機能検査の有用性（2）．喉頭，8：92-96，1996

第3章

1) Andrews, ML：Manual of voice treatment. pediatrics through geriatrics(2nd). Singular Publishing Group, 1999
2) Case, JL：Clinical management of voice disorders (3rd). Pro-ED, 1996．(濱村真理，溝尻源太郎，熊倉勇美（訳）：音声障害のクリニカルマネジメント．医歯薬出版，2001
3) Ramig, LO, Vendolini, K：Treatment efficacy：voice disorders. JSLHR, 41：S101-S116, 1998
4) Stemple, JC：Voice therapy clinical studies(2nd). Delmar Learning, 2000
5) 苅安 誠，編著：言語聴覚療法シリーズ14 音声障害．建帛社，2001
6) 倉智雅子：発声（音声）障害，「新編言語治療マニュアル」．医歯薬出版，pp307-342，2002
7) 小林範子：痙攣性発声障害に対する音声訓練，「痙攣性発声障害」．時空出版，pp105-116，2000
8) 城本 修：根拠に基づく音声治療．言語聴覚研究，3(1)：13-17，2006
9) 城本 修：音声障害の行動学的治療―言語聴覚士による音声障害の治療―．耳鼻臨床，100(9)：697-705，2007
10) 廣瀬 肇：音声障害の臨床．インテルナ出版，1998

実践編

第1章

1) Adams, SG, Page, AD：Effects of selected practice and feedback variables on speech motor learning. J.Medical Speech-Language Pathology, 8(4)：215-220, 2000
2) Behrman, A：Facilitating behavioral change in voice therapy：the relevance of motivational interviewing. Am.J.Speech-Language pathology, 15：215-225, 2006
3) Colton, RH, Casper, JK, Leonard, R：Understanding voice problems：A physiological perspective for diagnosis and treatment (3rd). Lippincott Williams & Wilkins, PA, 2006
4) Ferrand, CT：Effects of practice with and without knowledge of results on jitter and shimmer levels in normaly speaking women. J. Voice, 18(4)：432-442, 1995
5) Pannbacker, M：Voice treatment techniques：A review and recommendation for outcome studies. Am. J. Speech-Language Pathology, 7(3)：49-64, 1998
6) Ramig, LO, Verdolini, K：Treatment efficacy：Voice disorders. JSLHR, 41：S101-S116, 1998
7) Sapienza, CM, Casper, J (eds)：Vocal rehabilitation for medical speech-language pathology (For clinicians by clinicians series). Pro-ED, Texas, 2004
8) Schmidt, RA, Lee, TD：Motor control and learning (3rd). Human Kinetics, IL, 1999
9) Stemple, J, Glaze, L, Klaben, B：Clinical voice pathology：Theory and management. Singular Pub, CA, 2000
10) Stemple, J (ed)：Voice therapy：Clinical studies (2nd). Singular Pub, CA, 2000
11) Verdolini, K：Guide to Vocology. NCVS, Denver, 1998
12) Verdolini, K, Ramig, OL, Jacobson, B：Outcomes measurment in voice disorders. Frattali CM (ed.)：Measuring outcomes in speech-language pathology. pp354-386, Thieme, NY. 1998
13) 大橋ゆかり：セラピストのための運動学習ABC．文光堂，2004
14) 小林範子：Voice therapy-2 音声訓練の考え方と実施方法，第30回耳鼻咽喉科学講習会テキスト，日本耳鼻咽喉科学会，大阪，pp43-56，2004
15) 城本 修：音声障害の行動学的治療―言語聴覚士による音声障害の治療―．耳鼻臨床，100(9)：697-705，2007
16) 城本 修：Voice therapyの最前線．コミュニケーション障害学，20(1)：1-7，2003
17) 麓 信義，編：運動行動の学習と制御．杏林書院，2006

第2章

1) James, LC（濱村真理　溝尻源太郎　熊倉勇美 共訳）：音声障害のクリニカルマネジメント．医歯薬出版，pp83-111，2001
2) Stemple, J, Glaze, L and Klaben, B：Clinical voice pathology：theory and management. Singular Pub, Boston, pp273-290, 2000
3) Titze, IR, Svec, JG, and Popolo, PS：Vocal dose measures：quantifying accumulated vibration exposure in vocal fold tissues. J Speech Lang Hear Res, 46：919-932, 2003
4) 大森孝一，岩城　忍，前川圭子，城本　修：小児における音声治療の実際．JOHNS, 19：1567-1571, 2003
5) 小池美奈子：言語聴覚療法臨床マニュアル　検査・評価(1)．協同医書出版社，pp326-327，2004
6) 四倉淑枝：声帯結節に対する音声治療の研究．日耳鼻，90：1387-1401，1987
7) 城本　修：嗄声，失声に対する音声治療．JOHNS, 22：613-616，2006
8) 城本　修：音声障害の行動学的治療—言語聴覚士による音声障害の治療—．耳鼻臨床，100：697-705, 2007
9) 濱村真理：言語聴覚療法臨床マニュアル　声の衛生指導．協同医書出版社，pp332-333，2004
10) 平野　実，山口宏也，ビビ　フェックス，城本　修：音声治療．耳鼻臨床，85：847-860，1992
11) 廣瀬　肇：音声障害の臨床．インテルナ出版，pp124-129，1998
12) 福田宏之：声帯手術後の声のリハビリテーション．JOHNS, 9：44-48，1993
13) 山口宏也：声帯ポリープ術後の音声指導．JOHNS, 8：79-84，1992
14) 山口宏也：音声外科とボイスセラピーとの連携治療．耳展，36：119-121，1993
15) 山口宏也：音声のリハビリテーション．耳喉頭頸，65：553-559，1993
16) 山口宏也：音声外科と voice therapy．JOHNS, 95：91-96，1993
17) 山口宏也，井上　斉：音声外科の術前術後管理．音声言語医学，37：342-346，1996
18) 山口宏也：日常臨床で行う音声治療．耳展，39：561-566，1996
19) 渡辺陽子，ダイアン・M・ブレス，三浦真弓：声帯結節に対する Voice therapy．耳鼻と臨床，29：949-952，1983

第3章

1) Aronson, AE：Clinical voice disorders (3rd). Thieme Medical, NY, 1990
2) Boone, DR, McFarlane, SC, Von Berg, SL：The voice and voice therapy (7th). Allyn and Bacon, Boston, 2005
3) Boone, DR, McFarlane, SC：A critical view of the yawn-sigh as a voice therapy technique. J. Voice, 7 (1)：75-80, 1993
4) Carding, P：Evaluating voice therapy. Whurr, pp1-112, 2000
5) Casper, JK, Colton, RH, Woo, P et al：Physiological characteristics of selected voice therapy techniques：A preliminary research note. Voice (British voice association), 1：131-141, 1992
6) Casper, JK, Murry, T：Voice therapy methods in dysphonia. Otolaryngologic Clinics of North America, 33(5)：983-1001, 2000
7) Colton, RH, Casper, JK, Leonard, R：Understanding voice problems：A physiological perspective for diagnosis and treatment (3rd). Lippincott Williams & Wilkins, PA, 2006
8) Cookman, S, Verdolini, K：Interrelation of mandibular laryngeal functions. J. Voice, 13(1)：11-24, 1999
9) Duffy, JR：Motor speech disorders (2nd). Elsevier Mosby, MO, 2005
10) Ford, CN, Bless, DM (eds.)：Phonosurgery：Assessment and surgical management of voice disorders. Raven Press, NY, 1991
11) Froechels, E, Kastein, S, Weiss, DA：A method of therapy for paralytic conditions of the mechanisms of phonation, respiration and glutination. JSHD, 20(4)：365-370, 1955
12) Froechels, E：Experience of a bloodless treatment for recurrent-paralysis. J. Laryng, 59：347-358, 1944
13) Hixon, TJ, Hoit, JD：Evaluation and management of speech breathing disorders. Redington Brown LLC, Tueson, 2005
14) Kelly, CL, Fisher, KV：Stroboscopic and acoustic measures of inspiratory phonation. J. Voice, 13 (3)：389-402, 1999
15) Laukkanen, AM, Lindoholm, P, Vilkman, E et al：Phonation into a tube as a voice training method：acoustic and physiologic observations. Folia Phoniatr Logop, 47：331-338, 1995
16) Oates, J：The evidence base for the management of individuals with voice disorders. Reilly S, Douglas J, Oates J：Evidence based practice in speech pathology. Whurr, pp110-139, 2004
17) Pannbacker, M：Voice treatment techniques：A review and recommendation for outcome studies. Am. J. Speech-Language Pathology, 7 (3)：49-64, 1998
18) Ramig, LO, Verdolini, K：Treatment efficacy：

Voice disorders. JSLHR, 41：S101-S116, 1998
19）Rammage, L, Morrison, M, Nichol, H：Management of the voice and its disorders（2nd）. Singular Pub, CA, 2001
20）Roy, N, Bless, DM, Heisey, D, Ford, CN：Manual circumlaryngeal therapy for functional dysphonia：An evaluation of short- and long-term treatment outcomes. J. Voice, 11（3）：321-331, 1997
21）Roy, N, Bless, DM：Manual circumlaryngeal techniques in the assessment and treatment of voice disorders. Current Opinion in Otolaryngology and Head and Neck Surgery, 6：151-155, 1998
22）Roy, N, Ferguson, NA：Formant frequency changes following manual circumlaryngeal therapy for functional dysphonia：Evidence of laryngeal lowering? J. Medical Speech-Language Pathology, 9（3）：169-175, 2001
23）Roy, N, Gray, SD, Simon, M et al：An evaluation of the effects of two treatment approaches for teachers with voice disorders：A prospective randomized clinical trial. JSLHR, 44：286-296, 2001
24）Roy, N, Weinrich, B, Gray, SD et al：Three treatment for teachers with voice disorders：A randomized clinical trial. JSLHR, 46：670-688, 2003
25）Stemple, JC, Glaze, L, Klaben, B：Clinical voice pathology：Theory and management. Singular Pub, 2000
26）Stemple, JC（ed）：Voice therapy：Clinical studies（2nd）. Singular Pub, CA, 2000
27）Stemple, JC：A holistic approach to voice therapy. Seminar in Speech and Language, 28（2）：131-137, 2005
28）Titze, IR：Principles of voice production. Prentice-Hall, NJ, 1994
29）Titze, IR：Voice training and therapy with a semi-occluded vocal tract：rational and scientific underpinnings. JSLHR, 49：448-459, 2006
30）Verdolini, K, Ramig, OL, Jacobson, B：Outcomes measurment in voice disorders. Frattali CM（ed.）：Measuring outcomes in speech-language pathology. pp354-386, Thieme, NY. 1998
31）Verdolini, K, Burke, MK,Lessac, A et al：A preliminary study on two methods of treatment for laryngeal nodules. J. Voice, 9：74-85, 1995
32）Verdolini, K, Druker, DG, Palmer, PM et al：Laryngeal adduction in resonant voice. J. Voice, 12：315-327, 1998
33）Verdolini, K：Guide to Vocology. NCVS, Denver, 1998
34）Yorkston, KM, Beukelman, DR, Strand, EA, Bell, KR：Management of motor speech disorders in children and adults. Pro-ED, Texas. 1999
35）小林範子：Voice therapy-2 音声訓練の考え方と実施方法. 第30回耳鼻咽喉科学講習会テキスト. 日本耳鼻咽喉科学会, pp43-56, 2004
36）小林範子：音声治療の適応とその実際は？. JOHNS, 21（5）：729-730, 2005
37）城本　修：音声障害の行動学的治療―言語聴覚士による音声障害の治療―. 耳鼻臨床, 100（9）：697-705, 2007
38）城本　修：Voice therapyの最前線. コミュニケーション障害学, 20（1）：1-7, 2003
39）廣瀬　肇：音声障害の臨床, インテルナ出版, 1998
40）松永　敦：保存的治療の実際と限界は？JOHNS, 21（5）：725-728, 2005
41）弓場　徹：音痴の原因と治療教育. JOHNS, 18（6）：1085-1088, 2002

第4章

1）Bassiouny, S：Efficacy of the accent method of voice therapy. Folia Phoniatrica, 50（3）：146-164, 1998
2）Casper, JK, Murry, T：Voice therapy methods in dysphonia. Otolaryngologic Clinics of North America, 33（5）：983-1001, 2000
3）Fex, B, Fex, S, Shiromoto, O, Hirano, M：Acoustic analysis of functional dysphonia：before and after voice therapy（Accent Method）.J. Voice, 8：163-167, 1994
4）Kotby, MN, El-Sady, SR, Bassiouny, SE, Abou-Rass, YA et al：Efficacy of the accent method of voice therapy. J. Voice, 5：316-320, 1991
5）Kotby, MN：The accent method of voice therapy. Singular Pub, CA, 1995
6）Kotby, MN, Shiromoto, O, Hirano, M：The accent method of voice therapy：effect of accentuations on F0, SPL and airflow. J. Voice, 7：319-325, 1993
7）Pannbacker, M：Voice treatment techniques：A review and recommendation for outcome studies. Am. J. Speech-Language pathology, 7（3）：49-64, 1998
8）Shiromoto, O：Management of non-organic voice disorders：Physiological bases of Accent Method for non-organic voice disorders, International Congress Series. Elsevier, 1240：1269-1276, 2003
9）Smith, S,Thyme, K：Statistic research on changes in speech due to pedagogic treatment（the accent method）. Folia Phoniatrica, 28：98-103, 1976
10）Stemple, J, Glaze, L, Klaben, B：Clinical voice pathology：Theory and management. Singular Pub, 2000
11）Stemple, JC（ed）：Voice therapy：Clinical studies（2nd）. Singular Pub, CA, 2000
12）Stemple, JC：A holistic approach to voice therapy. Seminar in Speech and Language, 28（2）：131-137, 2005
13）Tyme-Frøkjær, K, Frøkjær-Jensen, B：The accent method：A rational voice therapy in theory and practice. Speechmark, UK, 2001
14）Verdolini, K, Burke, MK, Lessac, A et al：A preliminary study on two methods of treatment

for laryngeal nodules. J. Voice, 9：74-85, 1995
15) Verdolini, K, Druker, DG, Palmer, PM et al：Laryngeal adduction in resonant voice. J. Voice, 12：315-327, 1998
16) Verdolini, K：Guide to Vocology. NCVS, Denver, 1998
17) Verdolini, K：Lessac-Madsen resonant voice therapy：clinician manual. Pittsburgh, 2005
18) 渡辺陽子（訳）：音声治療　アクセント法（Kotby, MN）医歯薬出版, 2004

第5章

1) Aronson, AE：Clinical voice disorders (3rd). Thieme medical, NY, 1990
2) American Psychiatric Association：DSM-IV 精神疾患の分類と診断の手引き. 高橋三郎, 大野裕, 染谷俊幸（訳）, 医学書院, 1995
3) Buthcer, P, Elias, A, Cavalli, L：Understanding and treating psychogenic voice disorders：a CBT framework. Wiley, London, 2007
4) Boone, DR, McFarlane, SC, Von Berg, SL：The voice and voice therapy (7th). Allyn and Bacon, Boston, 2005
5) Colton, RH, Casper, JK, Leonard, R：Understanding voice problems：A physiological perspective for diagnosis and treatment (3rd). Lippincott Williams & Wilkins, PA, 2006
6) Duffy, JR：Motor speech disorders (2nd). Elsevier Mosby, MO, 2005
7) Stemple, JC(ed)：Voice therapy：Clinical studies (2nd). Singular Pub, CA, 2000
8) 北嶋和智：音声障害 MB ENTONI 耳鼻咽喉科領域心因性疾患の対応. No. 12：15-20, 全日本病院出版会, 2002
9) 矢野　純：精神科疾患患者の取り扱い　MB ENTONI 耳鼻咽喉科領域心因性疾患の対応. No. 12：27-34, 全日本病院出版会, 2002

第6章

1) Boone, DR, McFarlane, SC, Von Berg, SL：The voice and voice therapy (7th). Allyn and Bacon, Boston, 2005
2) Colton, RH, Casper, JK, Leonard, R：Understanding voice problems：A physiological perspective for diagnosis and treatment (3rd). Lippincott Williams & Wilkins, PA, 2006
3) Duffy, JR：Motor speech disorders (2nd). Elsevier Mosby, MO, 2005
4) Duffy, JR, Yorkston, KM：Medical interventions for spasmodic dysphonia and some related conditions：a systematic review. J Med Speech-Lang Pathol, 11：ix, 2003
5) Fox, CM, Ramig, LO, Ciucci, MR et al：the science and practice of LSVT/LOUD：Neural plasticity-principled approach to treating individuals with Parkinson disease and other neurological disorders, seminars in speech and language, 27(4)：283-299, 2006
6) Fox, CM, Morrison, CE, Ramig, LO et al：Current perspectives on the Lee Silverman voice treatment(LSVT) for individuals with idiopathic Parkinson disease. Am J. SLP, 11：111-123, 2002
7) Ramig, LO, Pawlas, AA, Countryman, S：The Lee Silverman voice treatment. NCVS, Denver, 1995
8) Ramig, LO：Voice treatment for parkinson's disease and other neurological disorders. ASHA teleseminar text, 1997
9) Smith, ME, Ramig, LO：Neurologic disorders and the voice. Diagnosis and treatment of voice disorders (3rd). Rubin JS et al(eds), Plural Publishing, San Diego. 2006
10) Spencer, KA et al：Practice guidelines for dysarthria：evidence for the behavioral management of the respiratory/phonatory system (technical report3). ANCDS, Minneapolis, 2002
11) Titze, IR：Principles of voice production. Prentice-Hall, NJ, 1994
12) Yorkston, KM, Spencer, KA, Duffy, JR：Behavioral management of respiratory/phonatory dysfunction from dysarthria：a systematic review of the evidence. J Med Speech-Lang Pathol, 11：xiii, 2003
13) 石毛美代子, 村野恵美, 熊田政信, 新美成二：外転型痙攣性発声障害に対する音声治療—1症例の報告—. 音声言語医学, 44(3)：172-177, 2003
14) 廣瀬　肇：音声障害の臨床, インテルナ出版, 1998

第7章

1) Case, JL：Clinical management of voice disorders 3rd ed. Pro-ED, 1996（濱村真理, 溝尻源太郎, 熊倉勇美訳：音声障害のクリニカルマネジメント. 医歯薬出版, 2001）
2) Casper, JK, Colton, RH：Clinical manual for laryngectomy and neck and cancer rehabilitation. clinical competence serieies. Singular Publishing Group, Inc., 1993
3) Christensen, JM & Dwyer, PE：Improving alaryngeal speech intelligibility. J Commun Disord, 23：445-451, 1990
4) Doyle, PC：Listeners' perceptions of consonants produced by esophageal and tracheoesophageal talkers. JSHD, 53：400-407, 1988
5) Eadie, TL：Application of the ICF in communication after total laryngectomy. Semin Speech Lang, 28(4)：291-300, 2007

6) Farrand, P, Duncan, F：Generic health-related quality of life amongst patients employing different voice restoration methods following total laryngectomy. Psychol Health Med, 12(3)：255-265, 2007
7) Hyman, M：Factors influencing the intelligibility of alaryngeal speech. In "Laryngectomee rehabilitation". (3rd ed). Ed by Keith RL & Darley FL, pp253-261, Pro-ED, Texas, 1994
8) Hyman, M：The intermediate stage of teaching alaryngeal speech. In "Laryngectomee rehabilitation". (3rd ed). Ed by Keith RL & Darley FL, pp309-321, 1994
9) Ho, TP, Gray, J, Ratcliffe, AA, Rees, S, Rockey, J, Wight, RG：Does cognitive function influence alaryngeal speech rehabilitation? Head Neck, 28(5)：413-419, 2006
10) Singer, S, Merbach, M, Dietz, A, Schwarz, R：Psychosocial determinants of successful voice rehabilitation after laryngectomy. J Chin Med Assoc, 70(10)：407-423, 2007
11) Tsai, TL, Chang, SY, Guo, YC, Chu, PY：Voice rehabilitaion in laryngectomees：comparison of daily-life performance of 4 types of alaryngeal speech. J Chin Med Assoc, 66：360-363, 2003
12) 今泉 敏：代用発声法とその声質. 音声言語医学, 24：204-210, 1983
13) 老月雅彦：喉摘者の社会生活への適応. JOHNS, 18：823-826, 2002
14) 小池三奈子, 堀口利之：電気式人工喉頭マニュアル. pp1-28, 社団法人銀鈴会, 2006
15) 小池三奈子：無喉頭音声の訓練.「音声障害」苅安誠（編）, 建帛社, pp188-196, 2001
16) 小池三奈子, 小林範子, 廣瀬 肇：食道音声の構音の特徴. 第5回言語障害臨床学術研究会発表論文集, pp1-13, 1996
17) 小林範子：「食道音声の訓練」. 音声言語医学, 39：456-461, 1998
18) 高橋宏明, 吉田政雄, 津村 滋, 坂本好治, 山崎 隆：代用音声の基本周波数の可変性に関する研究. 音声言語医学, 20(2)：147-152, 1979
19) 高橋宏幸, 夜陣紘治：4. 喉頭摘出後の音声について. 広島医学, 56：634-638, 2003
20) 西澤典子：「無喉頭音声の方法」, 言語聴覚療法シリーズ14. 音声障害. 建帛社, pp174-175, 2001
21) 廣瀬 肇：無喉頭音声の観察. 音声言語医学, 27：114, 1986
22) 廣瀬 肇, 澤島政行, 吉岡博英：食道発声法による語音調節—有声・無声の弁別を中心に—. 音声言語医学, 24：197-203, 1983
23) 古田 康, 西澤典子：特集 頭頸部がん患者診療のポイント 6. 治療による機能喪失と対策 1)発声機能の喪失と対策－喉頭癌. 臨床腫瘍プラクティス, 2(3)：286-289
24) 山田弘之, 西井真一郎, 坂部茂俊, 石田良治：喉頭摘出患者に対するプロボックス®の使用経験. 日耳鼻, 106：1093-1099, 2003

本書に出てくる略語(例)

APQ	amplitude perturbation quotient
BOTOX	botulinum toxin
BVP	Buffalo voice profile
GERD	gastroesophageal reflux disease
GID	gender identity disorder
LMRVT	Lessac-Madsen resonant voice therapy
LSVT	Lee-Silverman voice training
LTAS	long term average spectrum
MPT	maximum phonation time
NNE	normalized noise energy
OQ	open quotient
PPQ	pitch perturbation quotient
QOL	quality of life
SI	speed index
SQ	speed quotient
VFE	vocal function exercise
VPAS	vocal profile analysis scheme
VPI	voice profile index

索 引

欧文

/h/ 起声	68, 77, 78
AC	27
AC／DC	27
Allegro	144
ANCDS：Academy of Neurologic Communication Disorders and Sciences	156
Andante	143
APQ	30, 31
Asthenic	19
Belt	91
Botox	10
Breathy	19
Briess Exercise	125
Call	91
callibration	163
confidential voice	60
confidential voice therapy	68
C 特性	25, 117
DAT 録音機	19
dB	31
DC	27
digital manipulation	80, 109
DSH	31
DUV	31
DVB	31
EBP（Evidence-Based Practice）	147
EGG	138
FTRI	31
GERD	10
GID	18
Grade	19
GRBAS 尺度	19
GRBAS 評価	19
high effort	162
HNR	30
IC レコーダ	19
intensive treatment	162
jita	31
jitt	31
jitter	30
Kayser-Gutzmann 法	109
Largo	141
LMRVT（本法）	130
LSVT（Lee Silverman Voice Treatment）	156
MD	19
Messa di Voce	132
NHR	31
NNE	30
NNEa	138
PPQ	30, 31, 138
QOL	14, 34, 37
quantification	163
RAP	31
resonant voice	130
Rough	19
s：z 比	26
ShdB	31
Shim	31
shimmer	30
SNR	30
speech	2
SPI	31
sPPQ	31
Strained	19
subharmonic	31
Twang	91
USB オーディオインターフェイス	20
vAm	31
vFo	31
Visi-pitch	115
Vocal Function Exercise	125
voice	2
voice focus	161
Voice Handicap Index（VHI）	14
Y-Buzz	91
Y 字型	78

あ行

悪性腫瘍	14
アクセントのついたリズム	137
アクセント法	137
あくび	68
あくび・ため息法	68
圧縮処理	19
圧迫位置	106
誤った発声法	66
アルト	7, 25
アレグロ	138, 144
アンダンテ	138, 143
医学的処置	52
医学的治療	37, 39
息こらえ	98
息む	92
意識的な努力	162
胃食道逆流症	10, 14, 15, 38, 55, 62, 131
位相	22
いつでもしている発声	47
医療経済上	48
咽頭収縮筋	68
咽頭発声	174
歌声障害	24
頷き練習	132
裏声	24
裏声・地声変換発声法	114
裏声発声	90, 152
運動学習	47
運動障害性構音障害	10, 45
運動麻痺	9
永久気管孔	168, 169
詠唱練習	132
永続的な般化	48, 51
嚥下法	174
横隔膜	119
横筋	77
奥舌母音	72
遅い揺らぎ型	157
オトガイ舌骨筋（舌骨上筋）	74
音階	24
音階の上昇	86
音楽的声域	25
音響エネルギー	26
音響パラメータ	138
音響パワー	26, 27
音響分析	19
音響分析装置	31
音響分析ソフト	25, 30
音叉	2, 3
音声	2
音声機能拡張	153
音声再獲得	152
音声障害の予防的意味合い	46, 124
音声症状	64
音声振戦症	18, 22, 159
音声衰弱症	18

音声喪失……………………168	完全な安静（沈黙）……………58	痙攣性発声障害
音声中心……………………161	感冒（上気道炎）………………8	……10, 18, 27, 39, 65, 66, 81
音声治療技法の選択…………44	緘黙………………………150	外科的治療………………39
音声の安定化………………153	キーボード…………………24	原音…………………………4
音声疲労患者…………………78	規格化雑音エネルギー……138	弦楽器………………………2
音声をつくりだす過程（呼吸・発声・共鳴）の総合的な調節能力……124	気管孔雑音……………172, 174	言語聴覚士…………………14
	気管支喘息…………………14	鍵盤楽器…………………127
	気管食道瘻発声……………168	構音訓練……………173, 175
音痴…………………………114	器質的変化……………………9	硬起声………18, 22, 42, 61, 77, 98
音名……………………………25	起声…………………………77	硬起声発声…………………92
	起声部………………………70	後筋…………………………77
か行	気息性…………………19, 70	口腔囁語……………………174
外喉頭筋（舌骨上筋群）……65	気息声…………………………18	口腔内の器質的疾患（炎症，腫瘍など）……………………73
外喉頭筋の過緊張……………80	気息性起声………68, 77, 78	
開口法…………………68, 73	気息性嗄声…………95, 105	甲状軟骨………………22, 80
階層性発話練習……………165	吃音…………………………18	甲状軟骨形成術……………101
咳嗽反射……………………152	気道潤滑去痰剤……………131	甲状軟骨後縁部………………80
外転型………………157, 158	機能障害…………………14, 37	甲状軟骨切痕…………………82
外転型痙攣性発声障害………65	機能性発声障害………10, 18, 22, 81	甲状軟骨翼圧迫テスト……104
外転型に対する音声治療…158	基本周期変動指数…………138	甲状披裂筋……………65, 77
外肋間筋……………………119	基本周波数…………22, 25, 30	口唇破裂子音…………………72
カウンセリング………………41	基本周波数のゆらぎ…………31	硬性側視鏡……………………22
カウンセリング能力…………41	基本振動数……………………22	硬性側視鏡像…………………23
カウンターテノール……………7	逆メガフォン型……………127	広前舌母音……………………72
過緊張…………………………36	吸引法………………………174	高調波成分……………………30
過緊張性発声障害……………90	吸気発声………………………90	肯定的フィードバック……153
過緊張性発声……………42, 61	吸気発声法……………………68	喉頭……………………………8
過緊張の音声障害患者………78	狭奥舌母音……………………72	喉頭炎…………………………10
顎関節症………………………73	仰臥位………………………119	喉頭蓋…………………………22
下降……………………………86	胸郭……………………………6	喉頭ガン………………………8
下降音階………………………24	胸郭を固定……………………92	喉頭筋のウオームアップ…125
化骨傾向………………………84	狭窄…………………………170	喉頭筋の筋力アップ………125
歌唱指導家……………………38	胸鎖乳突筋……………………83	喉頭筋の収縮………………125
歌唱のウォームアップ練習…85	狭母音…………………………72	喉頭筋のストレッチ………125
仮声帯…………………………22	共鳴特性……………………130	喉頭ジストニア………………12
仮声帯過内転…………………66	気流雑音………………………30	喉頭所見…………………18, 22
仮声帯発声……………………90	気流阻止システム……………27	喉頭摘出者団体……………168
カセットテープ………………19	気流阻止法……………………28	喉頭の位置を維持する外喉頭筋群（特に舌骨上筋群と他の筋群）の筋緊張のアンバランス……………65
活動制限…………………14, 37	筋・神経系の器質的異常……66	
過度の音声使用患者…………78	禁煙歴…………………………15	
過内転………………………157	筋相互のバランス調整……125	喉頭の位置を矯正する方法…68
過内転型に対する音声治療…158	筋膜移植………………………36	喉頭の筋力アップ…………125
カバー………………………4, 6	空気摂取法…………………174	喉頭の視診……………………44
管楽器…………………………2	空気力学的要因……………159	喉頭微細手術…………………78
患者の認識の確認……………51	訓練の意思確認………………46	喉頭マッサージ………………68
患者への説明…………………44	訓練の頻度，量，難易度……47	喉頭マニュアルテスト……103
間接喉頭鏡……………………22	痙攣…………………………170	喉頭麻痺………15, 18, 36, 38, 39
間接喉頭鏡像…………………23		喉頭隆起（のどぼとけ）………7
完全失声……………………152		

口内型アダプター……………172	叫び声…………………………131	心因性……………………………18
後部声門間隙………………66, 78	ささやき声………………18, 78	心因性失声症……………………38
広母音……………………………72	嗄声………………………6, 8, 30	心因性障害……………………150
交流………………………………27	雑音………………………………30	心因性発声障害………18, 150
後輪状披裂筋………………77, 90	雑音エネルギー…………………30	人格障害………………………150
声立て（起声）…………………18	雑音成分……………………30, 31	神経学的要因…………………159
声の安静…………………………78	参加制約…………………………37	神経疾患…………………………38
声の衛生…………………………37	指圧法………………………80, 92	神経症…………………………150
声の衛生指導………………54, 78	子音注入法……………………174	人工喉頭………………………168
声の衛生指導表……………58, 59	視覚刺激の利用…………………51	新声門…………………………168
声の使用状況………………56, 57	自覚的評価………………………14	振戦………………………22, 31
声の高さ……………………27, 64	試験的音声治療……36, 44～45	身体表現性障害………………150
声の高さの異常…………………64	地声………………………………24	振動感覚………………………130
声の高さを変える訓練…………64	地声の定着化…………………110	振動数……………………………7
声の多用…………………………60	地声変換発声法………………107	振動の規則性……………………22
声の強さ…………………………64	自己校正……………………162, 163	振幅………………………22, 30
声の強さの異常…………………64	自己洞察……………………152, 153	振幅の変動指数…………………30
声の強さを変える訓練…………64	自己評価…………………………34	診療チーム………………………36
声の能率指数……………………27	持続母音…………………………19	水分摂取……………………67, 92
声の配置法………………………68	舌の左右口角反復交互運動……73	過ぎたるは及ばざるがごとし…73
声のゆらぎ………………………30	失声………………………18, 150, 152	ストレッチ……………………67
声の乱用………………18, 54, 66	失声への逃避…………………151	ストロボスコピー………22, 23
声を高くする訓練………………64	ジッター…………………………30	声域………………………20, 24
声を強くする訓練………………64	失調………………………………18	声域下限…………………………24
声を低くする訓練………………64	自動化（無意識化）……………47	声域上限…………………………24
呼気………………………6, 26	自動化段階………………………47	声域幅……………………………24
呼気圧……………………27, 119	自動反射的な運動を利用する方法	生活環境……………………56, 57
呼気と吸気の時間比…………119	………………………68, 92	生活習慣……………………56, 57
呼気努力…………………………7	脂肪注入…………………………36	生活の質……………………14, 34
呼気パワー………………………27	シマー……………………………30	声区………………………………24
呼吸・発声の協調……………153	社会への参加制約………………14	声区の転換………………………24
呼吸訓練………………………156	シャント発声……………168, 169	声区の転換点……………………20
呼吸パタン………………………14	終止部……………………………70	声区変換点………………………24
呼気流………………………26, 27	集中的訓練……………………162	声質………………………………64
呼気流のエネルギー……………26	周波数………………………7, 22	声質の異常………………………64
呼気流率……………………26, 27	受動喫煙…………………………15	声帯筋……………………………77
国際障害分類（ICIDH）………14	循環器疾患………………………92	声帯筋の肥大…………………107
国際生活機能分類（ICF）……14	準周期的……………………22, 30	声帯結節……………………10, 36, 39
酷使………………………………18	消炎治療…………………………52	声帯溝症………10, 36, 66, 107
固有感覚…………………………51	上昇音階…………………………24	声帯振動……………………22, 30
混合型……………………………66	症状対処的音声治療……………45	声帯前交連レベル……………109
コンデンサ型……………………20	小脳性疾患………………………18	声帯前後径短縮…………………66
さ行	情報収集………………………170	声帯前後長の短縮テスト……104
	情報提供………………………170	声帯組織の保湿………………131
再診と経過の観察………………44	食道入口部……………………168	声帯粘膜…………………………6
最長呼気持続時間…………20, 26	食道発声…………………168, 169	声帯粘膜固有層中間層………107
最長発声持続時間…………20, 26	ショットガンアプローチ………51	声帯粘膜の音声外傷……………78
サウンド・スペクトログラム…30	自律訓練法………………………67	声帯粘膜の可動性……………107

声帯の位置を維持する内喉頭筋群内の
　筋緊張のアンバランス………………65
声帯の位置を矯正する方法…………92
声帯の緊張を変える訓練……………64
声帯の緊張を高める訓練……………64
声帯の緊張を緩める訓練……………64
声帯瘢痕……………………………107
声帯ポリープ……………………10, 66
声帯麻痺…………………………11, 66
声帯より上の共鳴腔（声道）……… 2
生体力学的要因……………………159
正中位固定……………………………95
声道……………………………………71
性同一性障害…………… 10, 18, 108
声道の形態を変える方法……………68
声門……………………………2, 4, 6
声門下圧…………………………27, 93
声門開大筋（後輪状披裂筋）………65
声門間隙………………………………22
声門上部の狭窄…………………90, 98
声門閉鎖…………………………11, 22
声門閉鎖期……………………………22
声門閉鎖筋群…………………………65
声門閉鎖不全…………………………36
声門閉鎖不全型に対する音声治療 158
声門閉鎖不全の代償作用……………66
生理的声域………………………24, 25
咳払い……………… 18, 22, 98, 152
舌骨……………………………………80
舌骨下筋群……………………………68
舌骨後縁部周辺………………………80
舌骨体………………………………82
舌突出法…………………………68, 73
前筋……………………………………77
漸進的弛緩法………………………153
躁鬱病………………………………150
騒音計………………………………117
層構造…………………………………11
総合評価………………………………19
相対的な安静…………………………60
側筋……………………………………77
即時効果………………………………48
側輪状披裂筋……………………65, 77
咀嚼……………………………………68
咀嚼運動………………………………71
咀嚼法（チューイング法）…………68
粗糙性……………………………19, 96
粗糙声……………………………18, 30

その他の方法…………………………68
ソプラノ………………………………25
疎密波（縦波）………………… 2, 27

た行
第1フォルマント……………………80
第3フォルマント……………………80
ためいき………………………………22
弾性…………………………………… 6
弾性線維の密度低下………………107
男性化音声………………………24, 36
男性化作用のある薬剤……………107
男性の高齢化音声…………………107
談話音声………………………………24
チェックリスト………………………56
中音域…………………………………24
注入法………………………………174
チューブ発声法………………………68
聴覚印象評価…………………………18
聴覚訓練………………………………36
聴覚障害者……………………………15
調波成分………………………………30
直流……………………………………27
強さ……………………………………27
低緊張…………………………………36
挺舌……………………………………74
定量化………………………………163
できるようになった発声……………47
デジタルポータブル録音機…………19
テノール………………………………25
転換性障害………………………66, 150
転換性反応…………………………150
電気グロトグラフィ…………………89
電気喉頭……………………………169
電気式人工喉頭……………………168
電気声門図…………………………138
頭位…………………………102, 103
頭位変換点…………………………103
頭位変換法……………………………92
動機付け………………………………37
統合失調症…………………………150
読経……………………………………57
怒鳴り声……………………………131
努力性……………………………19, 96
努力声…………………………………18
努力性嗄声……………………………99
トリル……………………………68, 85

な行
内因性疾患…………………………150
内喉頭筋群の筋緊張のアンバランス
　………………………………………65
内緒話…………………………………78
内緒話法………………………………68
内肋間筋……………………………119
難易度…………………………………40
軟起声……………………………61, 77
軟口蓋麻痺患者………………………93
軟性ファイバースコープ……………22
軟性ファイバースコープ像…………23
難聴……………………………………18
ニーズ…………………………………37
肉芽腫…………………………………15
二重声…………………………………18
日間変動………………………………15
日常会話への般化…………………130
日内変動………………………………15
ニュートラルな状態…………………80
認知段階………………………………47
粘性…………………………………… 6
粘膜波動…………………………4, 22
能率指数………………………………27
ノーズクリップ…… 27, 96, 99, 112
望ましい発声…………………………47
のど凝り………………………………80
のどづめ……………………………127
のどづめ発声…………………………94

は行
パーキンソニズム……………………18
パーキンソン病………………………66
バイオフィードバック……………156
倍音……………………………………31
肺活量………………………………119
配置法…………………………………85
肺の弾性復元力……………………119
バス……………………………………25
発声機能拡張訓練…………………125
発声機能検査……………………25, 29
発声機能検査装置………………27, 28
発声訓練……………………………156
発声行動の変容法……………………47
発声効率………………………………27
発声時呼気流…………………………27
発声時呼気流率………………………26

発話速度……………………172	不随意運動……………………18	無力声……………………………18
波動運動…………………………6	腹筋群……………………………119	メガフォン……………………117
話しことば………………………2	プッシング動作………………93	メゾソプラノ……………………25
ハミング………………22，68，85	プッシング法…………………92	メディカルソーシャルワーカー……38
速い揺らぎ型…………………157	部分的失声……………………152	面接………………………………14
バリトン…………………………25	ブローイング訓練……………87	目標設定…………………………40
パルス音…………………………99	ブロック練習…………………50	モニター………………………141
パルスレジスター……………99	プロテーゼ……………………175	モバイルレコーダ……………19
パワー……………………………26	平均周波数………………………31	問診………………………………14
半嚥下 Boom 法…………………99	閉鎖不全型……………………157	**や**行
般化………………………………48	ヘッドローテーション………22	
鼻咽腔閉鎖機能…………………88	ベルヌーイ効果…………………2	薬物療法…………………………39
鼻咽腔閉鎖機能不全……87，96	変声障害………………18，24，107	有声音……………………………26
非観血的訓練……………………93	変動性（ゆらぎ）………………30	有声化……………………………70
ヒステリー性失声症…………150	変動特性…………………………30	弓場メソッド……………107，114
ヒステリー性格………………154	包括的音声治療……………45，124	ゆらぎ………………………30，31
鼻息………………………………152	ボーカルフライ……96，99，127	抑うつ…………………………150
ピッチ抽出器…………………108	ボツリヌストキシン……………39	**ら**行
ピッチの変動指数………………30	ボツリヌス毒素…………………10	
ピッチパイプ…………………127	ボディー……………………4，6	ラルゴ……………………138，141
ピッチマッチング……………114	ポリープ様声帯…………………10	ランダム…………………………48
否定的フィードバック………153	ホルモン音声障害……………107	ランダム練習…………………50
否定的練習………………………71	ホルモン剤………………………15	リード………………………………4
響きのよい声…………………130	ホルモン障害……………………18	リラクゼーション……………153
鼻梁での振動感覚……………127	**ま**行	輪状甲状筋……7，22，77，107，110
鼻梁部分…………………………85		輪状甲状筋の過緊張……………65
披裂間筋…………………………77	マイクロフォン………………20	輪状甲状軟骨間接近テスト………104
披裂部……………………………22	マウスピース…………………27	臨床心理士………………………38
ファイバースコピー…………69	前舌平口…………………………70	レゾナンスチューブ……………88
不安………………………………150	前舌母音…………………………72	連合段階…………………………47
フィードバック……………47，48	巻き舌音…………………………85	老人性喉頭………………………36
フィールドレコーダ…………19	マシンガンアプローチ………51	**わ**行
笛式人工喉頭……………168，169	麻痺側声帯の固定位置………105	
フォネトグラム…………………25	無音区間…………………………31	話声位………………18，20，24，25
複合型……………………………104	ムセ………………………………15	ワット……………………………26
腹式呼吸……………122，137，140	無声音……………………………26	笑い声………………………18，68
腹部の収縮……………………141	無声区間…………………………31	笑いを含んだ声…………………61
腹部の膨隆……………………141	無力性……………………………19	

【監修者略歴】
廣　瀬　　肇　ひろせ　はじめ

1957年3月	東京大学医学部医学科卒業
1962年3月	東京大学大学院（耳鼻咽喉科）修了，医学博士
1962年7月	ニューヨーク大学耳鼻咽喉科レジデント
1970年11月	エール大学ハスキンス研究所客員研究員
1983年11月	東京大学医学部音声言語医学研究施設教授
1993年4月	北里大学医療衛生学部教授
1993年5月	東京大学名誉教授

●主要著書
音声障害の臨床，インテルナ出版　1998
言語聴覚士のための運動障害性構音障害学（共著），医歯薬出版　2001
新ことばの科学入門（訳），医学書院　2005
言語聴覚士テキスト（監修），医歯薬出版　2005

STのための音声障害診療マニュアル　　　ISBN 978-4-900637-35-1

2009年10月1日　第1版・第2刷発行

　　　　　監修者　廣　瀬　　肇
　　　　　著　者　廣　瀬　　肇，城　本　　修，小　池　三奈子
　　　　　　　　　遠　藤　裕　子，生　井　友紀子

　　　　　発行者　関　根　　稔

　　　　　発行所　インテルナ出版

　　　　　〒170-0003　東京都豊島区駒込1-43-9　駒込TSビル
　　　　　電話 03-3944-2591（編集）・2691（販売）　FAX 03-5319-2440
　　　　　http://www.intern.co.jp　　E-mail:hanbai@intern.co.jp

乱丁・落丁の際はお取り替えいたします．　　　印刷・製本／(株)第一印刷所

Ⓒ Hajime Hirose, et al 2008, Printed in Japan〔検印廃止〕

本書の内容を無断で複写・複製・転載すると，著作権・出版権の侵害となることがありますのでご注意下さい．
JCOPY〈(社)出版者著作権管理機構　委託出版物〉
本書の無断複写は著作権法上での例外を除き禁じられています．複写される場合は，そのつど事前に，(社)出版者著作権管理機構（電話 03-3513-6969，FAX 03-3513-6979，E-mail : info@jcopy.or.jp）の許諾を得て下さい．